우리 앞의 치매

우리 앞의 치매

초판 1쇄 발행 2025년 7월 15일

지은이 김영훈

펴낸이 김선기
편집 이선주, 고소영
디자인 조정이
펴낸곳 (주)푸른길
출판등록 1996년 4월 12일 제16-1292호
주소 (08377) 서울시 구로구 디지털로 33길 48 대륭포스트타워 7차 1008호
전화 02-523-2907, 6942-9570-2
팩스 02-523-2951
이메일 purungilbook@naver.com
홈페이지 www.purungil.com

ISBN 979-11-7267-052-8 03510

*이 책은 (주)푸른길과 저작권자와의 계약에 따라 보호받는 저작물이므로 본사의 서면 허락 없이는 어떠한 형태나 수단으로도 이 책의 내용을 이용하지 못합니다.

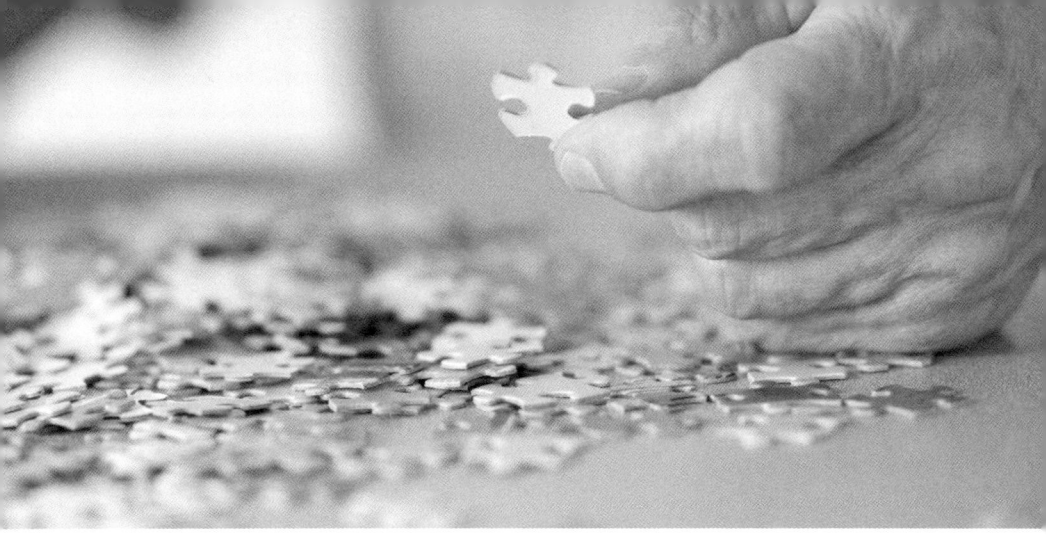

Dementia, In front of us

우리 앞의 치매

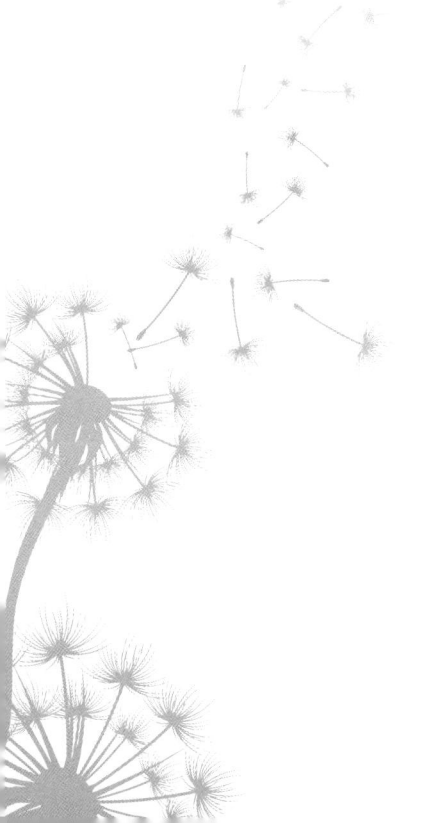

김영훈 글
김 형 사진
김종길 감수

치매환자에게 직접 듣는 치매이야기
그리고 치매에 관한 새로운 생각

차례

감수의 글 *10*

추천사 *12*

사진에 관해서 *14*

여는 글 *17*

서론 *20*

제1부 치매환자가 들려주는 치매이야기

회화와 문학 속에 그려진 치매 ❶ 살바도르 달리 *32*

I. 웬디 미첼의 치매 고백

1. 왜곡되는 감각들 *34*
2. 지금 이 순간에 몰두하는 감정 *38*
3. 관계에 대한 욕구 *40*
4. 여전히 소중한 의사소통 *42*
5. 치매 친화적인 환경 *44*
6. 치매 마을 *46*
7. 소셜 미디어 *48*
8. 간병, 간병인 *50*

II. 크리스틴 브라이든의 치매 고백

1. 자신을 치매환자라고 선언하는 사람들이 늘고 있다 *52*
2. 크리스틴 브라이든에 대하여 *52*
3. 크리스틴의 고백 *53*
4. 글쓰기 *55*
5. 사라지는 기억들 *57*

6. 이미지와 소리의 혼란 58

7. 뒤얽히는 말과 글 59

8. 생활의 필수품 61

9. 자꾸만 낯설어지는 현실 62

10. 환각과 환청, 두려운 변화들 64

11. 이제 어디로 가야 하는가? 64

12. 차라리 암이었다면 좋았을 걸 65

13. 죽음에 이르는 병 66

14. 알츠하이머병 환자로 산다는 것 68

15. 하필이면 왜 나인가요? 70

16. 뇌란 무엇인가?: 알아야 할 치매 지식들 71

17. 알츠하이머병 환자의 뇌 속에는 무슨 일이 일어나고 있는가? 73

18. 왜 이 같은 뇌 손상이 발생하는가? 74

19. 뇌 손상이 심해지면 환자에게 어떤 일이 일어나는가? 75

20. 알츠하이머병의 3단계와 그 이유 76

21. 미지의 세계를 여행하는 용사와 같이 82

III. 하세가와 가즈오 박사의 치매 선언

1. 이제야 비로소 치매에 대해 알게 되었다 86

2. 여러분, 사실은 저도 치매입니다 87

3. 치매 = 끝이 아닙니다 88

4. 치매의 본질은 일상생활 장애입니다 89

5. 대표적인 치매의 종류 90

6. 치매 당사자와 가족을 위한 생활 지침 92

7. 경도 인지 장애는 치매가 아닙니다 95

8. 아픈 가족을 돌보는 사람들에게　96

9. 알츠하이머병 치료제가 나오다　97

10. 진행을 늦출 수만 있다면　98

11. 중증이라도 알아듣습니다　99

IV. 100명의 치매 당사자 인터뷰: 가케이 유스케의 치매 분석

1. 치매란 무엇인가요?　102

2. 뇌의 손상 부위에 따른 증상들　106

3. 치매 증상은 사람마다 다르다는 것을 인식한다　108

4. 치매로 인한 심신 기능 장애 44가지와 생활의 고충: 100명의 인터뷰　109

제2부 치매에 대한 새로운 생각

회화와 문학 속에 그려진 치매 ❷ 에드바르 뭉크　124

1. 솔로몬 카터 풀러　126

2. 수녀 연구　127

3. 치매 연구의 발전　128

4. 콜린성 가설　130

5. 무너진 아밀로이드 가설　132

6. 인지보유량　136

7. 기적의 약　138

8. 딜레마　140

9. 간병인, 간병비　141

10. 사랑으로 일하는 사람　142

11. 조금만 더 다정하게　143

12. 좋은 결말　145

제3부 간병인들이 알아야 하는 치매지식

회화와 문학 속에 그려진 치매 ❸ 윌리엄 어터몰렌 148
1. 뇌의 각 부분이 담당하는 기능 149
2. 치매의 4가지 유형 151
3. 치매에 이르는 7단계 153
4. 이런 증상이 나타나면 치매를 의심하자 156
5. 치매의 특징: 얼버무리기, 돌아보기 징후 157
6. 치매는 심한 시력저하를 동반한다 158
7. 조기 진단이 필요한 이유 159
8. 치매의 증상: 삶의 방식과 인생사에 따라 다르다 160

제4부 요양병원에서 고려되어야 할 사항

회화와 문학 속에 그려진 치매 ❹ 빈센트 반 고흐 162
1. 가족, 끊을 수 없는 인연 163
2. 베이비부머에 대한 이해 165
3. 치매와의 전쟁 vs. 치매와의 공존 166
4. 치매 비용 167
5. 고려장, 사회적 입원 168
6. 입원 전 재가 서비스 이용하기 169
7. 요양병원 선택 시 고려사항 169
8. 요양병원 입소 불안을 잠재우는 작은 배려 171
9. 치매환자 입원 시 경험하는 문제들 172
10. 그럼에도 불구하고 씩씩하게 살아내는 길 174
11. 휴대폰 그리고 귀소욕망 175
12. 집단 독백 176
13. 치매환자의 몸과 마음을 모두 살핀다 178
14. 사랑이 답이다 179
15. 요양병원: 네거티브 카오스, 인권 사각지대, 재울 것인가? 깨울 것인가?

179

16. 폐용증후군 181
17. 포괄수가제 182
18. 적정성 평가 183
19. 치매약제 1-1=0이냐? 1+3=4이냐? 184
20. 노인에서 향정신병약 사용의 기본원칙 185
21. 지금 그대로도 좋아요 187
22. 치매의 정신행동문제에 대한 약물 사용 188
23. 향정신병 약물의 주요 부작용 189
24. 딜레마 상황 190
25. 현재 치매 의료에서 부족한 부분 191
26. 삶의 서사: 그 사람을 아는 것 192

제5부 치매를 예방할 수 있을까?

회화와 문학 속에 그려진 치매 ❺ 프란츠 카프카 196
1. 생활 습관 의학의 힘 198
2. 아밀로이드 제거와 회복이 같다는 믿음 199
3. 두뇌의 퇴행을 부르는 네 가지 요인 199
4. 수면은 가장 중요한 해독제다 201
5. 수면제의 위험성 203
6. 고강도 유산소 운동이 뇌에 가장 좋다 205
7. 일기를 쓰면서 '뇌의 출력계'를 훈련합니다 207
8. 치아 관리로 뇌를 건강하게 합시다 208
9. 청력이 떨어지기 시작하면 보청기를 사용하세요 209
10. 설탕은 정상 에너지원이 아니다 210
11. 콜레스테롤이나 비만에 너무 신경 쓰지 마세요 215
12. 두뇌 최적화: 뜻밖의 일에 과감히 부딪혀 봅시다 213

제6부 100세까지 건강한 뇌로 사는 생활 습관

회화와 문학 속에 그려진 치매 ❻ 윌리엄 셰익스피어 *216*

1. 100세 장수인들의 식사 *218*
2. 장수유전자는 누구나 가지고 있다 *220*
3. 하체를 강하게 단련한다 *221*
4. 좋지 않은 일은 자꾸 잊어버린다 *223*
5. 자손을 위해 옥답을 남기지 않는다 *223*
6. 평생 남자와 여자로 산다 *226*

제7부 치매의 또다른 희생자: 간병가족

1. 간병: 예고된 실패 *230*
2. 간병가족의 감정 *231*
3. 이전과는 다른 사람이라 생각하면 마음이 진정됩니다 *232*
4. 고령화 대책은 저출산 대책 *233*
5. 문제 행동 대처법 *234*
6. 전투가 끝나고 고요한 휴식이 찾아오기까지 *238*
7. 기운 잃지 않는 법 *239*

참고문헌 *242*
찾아보기 *243*

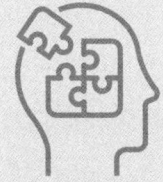

감수의 글

인생, 영화 그리고 인지 장애

인생을 영상에 비유한다면 스틸 사진에서 출발하여 흑백영화, 총천연색 그리고는 시네마스코프 활동사진으로 발달해 갑니다. 나이가 들어서 인지 기능이 감퇴하면 점진적으로 그 순서를 역행하여 마침내는 한 장의 영정사진으로 막을 내립니다. 이 책을 읽으며 얻은 생각입니다.

저자 김영훈 교수는 동아대학교에서 외과의로서 은퇴하고, 치매 연구로 책을 내었기에 기쁜 마음으로 흔쾌히 감수를 했었는데, 같은 연구를 계속하여 이번에 두 번째 책을 엮은 일에 대하여 다시 노고에 찬사와 존경을 표합니다. 이 책은 인지 장애에 대한 책들을 선정하여 그들을 한데 묶어서 정리하여 독자에게 보다 깊고 심오한 사색을 요구하는 내용입니다.

저는 두 가지의 흥미로운 사실을 얻게 되었습니다. 첫째, 건강한 생활이 총천연색이라면, 인지 장애의 시작은 거꾸로 서서히 흑백영화로 바뀐다고 이해하면 쉽겠구나, 날이 갈수록 무성영화가 되고 스틸사진으로 되어서 영정사진으로 남게 되는구나 하는 감상적인 생각입니다. 환자는 병이 깊어 갈수록 정보를 상실하기 때문에 당연히 TV를 보지 못하게 됩니다. 이야기 전개가 파악되지 않기에 드라마에 흥미를 잃기 때문입니다. 뇌의 정보 처리가 중지되는 것을 생각하면 슬픈 일입니다.

인지 장애가 오면 자신 안에서 진행하는 매우 천천히 심해져 가는 병을 느끼지 못하는 점이 가장 슬픕니다. "죽을 때까지 학생의 자세를 버리지 말라"는 셰익스피어의 교훈은 이 치료법에도 적용됩니다. 매일 아침 일어나면 달력을 확인하여 시공간의 자기 위치를 확인하는 게 중요합니다. 좋은 생활습관이 치료의 기본임을 잊지 않는 것도 중요합니다. 가령 가벼운 걷기, 손가락, 발가락, 두피 마사지같은 동작들이 '뇌세포 운동'이라는 사실을 이해하면 좋습니다. 온몸의 동작들이 뇌세포의 관장구역이기 때문입니다. 소리내어 글을 읽는 것도 좋습니다. 자신이 자기를 점점 상실해 가는 사실이 어찌 두려운 일이 아니겠습니까. 스스로 알지 못하는 이의 곁에서 도움을 주어야 합니다.

　치매, 첫 책『우리 곁의 치매』를 읽고 이번『우리 앞의 치매』까지 읽는 독자라면 인지 장애라는 병을 밖에서 안으로, 그리고는 안에서 밖으로 더 입체적으로 관찰할 수 있는 식견을 가지게 되는 상상여행을 할 수가 있겠구나 하고 생각됩니다. 대부분 의학 관련 도서가 밖에서 안을 보는 관점이라면, 이 책에서는 보다 입체적인 안과 밖의 입장에서 볼 수 있다는 점이 색다르게 느껴집니다. 환자가 체험한 병, 그리고 같은 치료자가 경험한 병, 그래서 보다 실감이 나는 체험을 할 수 있겠다는 말입니다. 그런 관점에서 흥미롭게 음미한다면 당신의 이웃과 가족을 위한 깊은 통찰을 얻게 될 것이라는 데 의문의 여지가 없습니다.

2025년 1월

김종길

추천사

예전에는 치매, 알츠하이머라면 굉장히 무서운 존재감을 드러내는 단어였는데 2019년 교수님과 첫 번째 치매 이야기를 쓰면서 치매에 자세히 접하게 되었습니다. 지금도 김영훈 교수님 덕분에 치매로 인해 주변에서 흔히 일어날지도 모르는 상황에 대해 다시 한번 생각해 볼 기회를 가지게 되었습니다.

이 책을 읽다 보면, 본래 사람의 몸은 태어날 때부터 죽을 때까지 끊임없이 활동하고 움직이면서 결국 노화될 수밖에 없음을 느끼게 됩니다. 치매는 어떠한 바이러스로 인해 감염되는 것도 아니고, 단지 뇌와 그 외 장기들이 서서히 기능을 다하면서 작동이 멈추어 가는 과정이라는 생각이 들었습니다.

지금은 많은 사람들이 암 3, 4기 판정을 받아도 오랫동안 암과 함께 살아갈 수 있을 정도로 많은 의료 기술이 발전했다고 생각합니다. 이렇게 암과 공존하며 살아 가듯이 치매 역시 완전히 정복하기보다는 치매를 안고 얼마나 더 오래 행복하게 살 수 있는지가 중요해졌습니다.

최근 미국 알츠하이머병협회 학술지에 치매 같은 퇴행성 뇌 질환을 진단받기 5~10년 전 뇌 MRI를 보면 뇌의 회색질 부분의 두께가 얇아진다는 연구 결과가 실렸습니다. 100% 정확한 연구 결과는 아니더라도, 많은 의료 종사자들과 연구진이 치매를 포함한 많은 질병을 치료하기 위해 힘쓰고 있음을 알게 되었습니다.

완치가 불가능하다고 생각했던 질병에 걸리더라도 포기하지 않고, 끝까지 긍정적인 마음으로 치료에 임하면 병과 함께하는 삶일지라도 즐거울 수 있을 것입니다. 가장 중요한 것은 마음가짐입니다. 늘 부정적인 생각에 체념을 하다 보면 그것이 곧 뇌에 악영향을 끼치고, 스트레스가 됩니다. '스트레스는 만병의 근원'이라는 말이 있을 정도로 우리 몸에 부정적인 영향을 끼칩니다.

저는 아직 주변에서 치매환자를 직접적으로 본 적이 없지만, 많은 치매환자들이 자신이 치매라는 것을 주변에 밝히기 꺼려하는 것을 잘 알고 있습니다. 현대사회는 다른 사람들의 눈치를 많이 보는 사회입니다. 나와 차이가 있으면 굉장히 불안감을 느낀다고 합니다. 치매환자들이 감추고 싶어하는 마음을 이해할 수밖에 없는 대목입니다.

김영훈 교수님의 두 번째 치매 이야기를 통해 많은 사람들이 치매를 올바르게 이해하고 적절한 대응 방법을 숙지하여 앞으로 나아가야 할 방향을 바로잡을 수 있었으면 합니다. 이 책이 길잡이가 될 것입니다.

동아대학교 외과학교실
이은진

사진에 관해서

바야흐로 노령화 사회를 넘어 초고령화 사회에 접어들고 있습니다. 65세 이상 인구가 전체 인구에 차지하는 비율이 7% 이상일 때 노령화 사회, 14% 이상일 때 고령화 사회, 20% 이상일 때 초고령화 사회라 정의합니다.

우리나라는 2000년을 기준으로 노인 인구가 전체 인구의 7%를 넘어섰으며, 2009년 7월에 노인 인구가 10.7%, 2020년에는 15%를 넘어섰다는 통계청 발표가 있었습니다. 옛날에는 치료가 불가능하여 손 놓고 말았어야 할 질병들도 현대 의학과 과학의 눈부신 발전에 따라 지금은 완치될 수 있고, 완치가 아니더라도 관리 가능한 상태로 되어 자연적으로 노인 인구가 증가하게 되었으며 게다가 출생률 저하로 인하여 필연적으로 초고령 사회에 접어들게 되었습니다.

이 책에서는 노령 사회에서 생기는 치매라는 질병은 어떤 것이며, 현실적으로 직면한 환자 본인의 느낌과 옆에서 보는 환자 가족, 치료 전문가들이 바라보며 느끼는 다양한 관점과, 이에 따른 치매에 대한 다양한 시각을 살펴보고자 하였습니다.

나아가 치료 과정의 어려움, 현재 의료적 한계와 미래의 방향성에 대하여 솔직하게 다루고 있습니다.

또한 우리가 직면하고 있는 치매에 대한 도전과 문제에 대하여 이야기하고, 사회적 자원의 부족, 치료 및 돌봄에 대한 인식 변화, 나아가 정부와 사회가 함께 나아갈 길에 대한 제안을 담고 있습니다.

저자와는 같은 고등학교를 졸업한 후 세월이 흘러 사진작가로서 또 만났습니다. 렌즈를 통해 현재 우리가 공유하는 순간들을 담고, 우리의 경험과 이해를 보다 명확하게 전달하기 위해 또 다시 만났습니다. 단순히 치매라는 질병에 대한 정보 전달을 넘어서 그 안에 녹아 있는 인간적인 이야기들을 담고자 했습니다.

치료와 돌봄의 과정, 가족들의 고통, 환자들의 용기 있는 이야기, 환자들이 직면하는 어려움과 성공, 이 모든 것에 우리의 지속적인 탐구와 개선 노력이 필요하다고 봅니다.

그리하여 단지 지식을 전달하는 것을 넘어서 우리 모두가 직면한 치매의 문제점과 인식을 넓히고 함께 도전하고 나아갈 수 있는 방향이 모두에게 쉽게 전달될 수 있기를 바랍니다. 이러한 도전에는 더 많은 이해와 자원이 필요하다는 것을 알고 있습니다. 그래서 이 책에서는 우리가 늙음, 나이 듦, 노화의 단 한면인 치매를 피하고자 함이 아니고, 그것을 바르게 바라보고 거기에서 생기는 문제점은 어떤 것이며, 어떻게 관리해야 하고 특히 치매 당사자의 느낌이 어떤지 알아가는 데 도움을 줄 수 있도록 최선을 다하였습니다.

나이 든 상태로 영원히 사는 것이 아니므로, 다음 단계인 죽음에 대하여 겸허히 받아들일 준비가 되었을 때 지금의 노년(老年)을 좀 더 당당하고 활기차게 살아갈 수 있을 것이라 생각합니다. 살아 있는 지금, 치매가 오든, 오지 않든, 오늘을 감사하면서 살아가는 것을 노년 생활의 삶의 목표로 삼고 열심히 즐겁게 하루하루 보내는 것이 다음 순서로 다가올 死, 죽음을 기꺼이 맞이할 방법일 것입니다.

  우리의 인생은 죽음을 전제로 한 삶이며 영원히 오래오래 살 것 같지만 죽음은 너무나 정당합니다. 죽지 않고 영원히 아무런 변화없이 산다면 그 또한 얼마나 괴로울 것이며, 얼마나 고통스럽겠습니까? 종국에는 죽음이 온다고 하더라도 순간마다 최선을 다하여 오늘을 살아 간다면 올바른 삶이라 생각합니다. 어쩌면 삶이란 죽음을 앞에 두고 살아가는 것이 아닐까요?

  "Memento Mori."

  다시 한번 "너의 죽음을 기억하라"는 명제를 되새기면서.

  우리 앞에 다가올 "치매 Dementia" 앞에 이 글을 올리고 싶습니다.

2024년 10월 31일
사진작가 金 炯

여는 글

현대사회는 역사 이래 가장 '자기애'가 강한 시대라는 생각이 듭니다. 특히 코로나19라는 팬데믹이 전 세계를 휩쓸고 난 이후에 더 그렇습니다.

2025년 우리나라는 65세 인구가 20%를 넘어서는 초고령 사회에 접어들었고, 핵가족화는 점점 가속화되고 있습니다. 바깥 세상은 사람 일손이 없어져 '인수부족(人手不足)', 더불어 키오스크는 점점 늘고, 머지않아 농어촌에 65세 이상이 구성원 반수를 넘는 다수의 '한계부락(限界部落)'이 등장할 것입니다. 요양시설은 노인이 노인을 돌보아야 하는 '노노간병(老老看病)', 사회 약자들을 수용해야만 하는 현대판 '고려장'으로 변해가고 있습니다.

저의 어머님은 치매를 앓으신 지 9년째, 현재는 1년 6개월 동안 '식물인간' 상태로 버티고 계십니다. 당뇨, 경도의 치매 증세를 보이셨던 아버님의 위암 수술 후, 돌아가실 때까지 3년을 홀로 뒷바라지하신 어머님은 서서히 치매 증세를 보이셨지만, 자녀들 집 근처에서 단신으로, 꿋꿋이 6년간 생활하셨습니다. 1년 반 전, 침상에서 내려오다 낙상하셔서 고관절 골절로 수술을 받으신 후, 섬망 상태에 이은 저혈당 뇌병증으로, 현재 1인용 병실에서 24시간 투병 중입니다. 어찌 보면 치매이신 어머님께 잘해드리지 못한 '회한'이 이 책을 쓴 동기일지도 모르겠습니다.

치매라는 병은 피할 수 없는 '노화'에 뒤따르는 뇌졸중, 당뇨 등으로 야기되는 수십년의 **생활 습관병**이므로, 단번에 치료될 수 있는 **기적의 약**은 현재까지는 없습니다. 치매에 대하여 최근의 변화로서, "나는 치매에 걸렸습니다", "이제야 치매에 대해 알게 되었습니다."라고 **커밍아웃**하는 치매 당사자 분들이 늘고 있습니다. 몸과 마음에 어떤 일들이 일어나고, 그 이유가 무엇이며, 생활의 고충이나 새로운 아이디어를 이야기하기 시작했습니다. 치매 당사자 가족들이나 간병인들도 그들의 입장에서 치매를 올바르게 이해해야 하고, 공부해야만 하는 시점이라고 생각됩니다.

'치매 돌봄'에서 중요한 것은 '**그 사람을 아는 것**'입니다. 그 사람이 걸어온 인생과 가족 간의 관계 같은 배경을 심도 있게 알아내고, 현재 어떤 어려움이 있는지, 어떻게 생활하고 있는지를 파악하는 것입니다. 그리고 어떤 점에서 주변 사람들을 곤란하게 하는지를 알아냄으로써, 병태를 조금씩 이해하게 됩니다. 예를 들면, 지금 아프신 곳은 없나요? 고향, 가족관계, 주거 및 결혼 상태, 학업, 평소 성격, 취미, 경제적 여건, 살면서 좋은 기억들, 앞으로 하고 싶은 일들, 좋아하는 음식, 자식에게 꼭 해 주고 싶은 이야기들, 부모님 성격, 세월이 지나도 잊히지 않는 기억들은? 돌아가시기 전에 꼭 이루고 싶은 소원은 무엇인가요? 등등의 질문을 하는 것입니다.

저는 환자분들과 **라포(Rapport: 마음의 유대)**를 쌓기 위해 매일 아침 회진 시간에 초콜릿을 입에 넣어 드립니다. 마치 『아라비안 나이트』에서 나오는 "열려라! 참깨!"라는 구호처럼, 서로의 마음이 열리기를 기다리면서.

전공의 시절, 동료 정신과 의사에게 요즈음 사람들 중 정신과적으로 문제가 있다고 판단되는 비율은 얼마 정도일까요? 하고 물었더니, 30%는 된다는 답변이었습니다. 따라서 치매 앓는 과정을 8~10년으로 가정하고, 초기·중기·후기로 나누었을 때, 5~6년의 초기·중기는 비교적 일상생활이

가능하기에, 환자의 자율에 맡겨 되도록 길게 유지하고, 인지기능이 전혀 없는 말기는 되도록 짧게, 병원이나 요양시설로 배분하는 것이 현명할지도 모르겠습니다.

이제부터는 '생로병사'라기보다는 **'생로치매사'**의 가능성이 높습니다. 따라서 치매와의 '전쟁'보다는 치매와의 '공존', 나아가 치매와의 '친화'로 나아가야 할 시점인 것 같습니다. 가벼운 초기, 중기 치매환자는 사회적으로 용인될 수 있는, 더불어 사는 세상이 바람직하다고 생각됩니다.

대한신경정신의학 회장(2010년)을 역임하셨고, 아직 현역에서 일하고 계시는 김종길 원장님이 이 책의 감수를 맡아주셨습니다. 사진은 대한사진작가협회 회원인 김형 작가가 수고해 주셨습니다. 『우리 곁의 치매』에 이어 『우리 앞의 치매』가 나올 수 있도록 도와주신 출판 관계자 여러분과 나의 가족들에게 마음으로부터 심심한 감사를 드립니다. 이 책의 내용 중 일부는 중복되고 있으며, 일부는 다른 책에서 발췌했음을 밝힙니다. 아무쪼록 이 작은 책이 치매(인지 장애)에 대하여 좀 더 이해할 수 있는 길라잡이가 되고, 어두움 속에서 서성이는 치매환자분들에게 한 줄기 도움의 빛이 되기를 소망합니다.

2025년 6월 부산 해운대에서
김영훈

서론

정신질환의 이단적 원인들

 작년 12월 초에 매우 중요한 기사를 만났다. 미국에서 37세 여성이 부모가 자기를 독살하려 한다는 피해망상으로 부모를 살해하려다가 체포되어 정신병원으로 옮겨진 사건을 다룬 것이다. 그녀는 향정신병 약제로 치료가 되지 않았고, 엉뚱하게도 셀리악병으로 진단되었다. 비타민 결핍과 글루텐 불내성증으로 진단되었고 뉴잉글랜드 의학저널에 사례보고가 실렸다.

 정신의학계에서 1900년은 정신분석이 탄생한 기념비적인 해로 간주되었다. 그로부터 123년 후에 음식물이 정신병의 원인이 될 수 있다는 학술적 보고가 제시된 것이다. 이미 수십 년 전부터 약이나 음식이 정신병을 발생시킬 수 있다는 보고가 연이어서 발표되었으나 주목받지 못하였다. 글루텐을 섭취한 여성과 키스를 한 남성이 실신한 보고가 흥미로운 가십뉴스로 보도되기도 하였다. 인체의 알레르기 반응이 일으키는 의미 있는 사건들이고 의학이 계속 발전하고 있음을 알리는 일이기도 하다.

 반세기 이전에 정신병을 비타민으로 고치려는 시도가 미국 정신의학계에 신선한 충격을 일으킨 사건도 있었다. 그런 일화는 발전하여 항산화물질이 진료의 영역까지 침습하는 사건으로 발전되었다. 미국에서 조현병 환자와 가족을 위한 저서가 출판되었는데, 국내에 한국어판으로 출간되었다. 『조현병의 모든 것』(2023)이 그것이다. 이 책은 영양소로 정신세계를 치료하려는 연구 이야기에 한 페이지를 할애하고 있다. 전혀 정신 증상이라고는 예상치 못한 원인들이 등장하면서 정신의 세계를 이해하는 다른 가능성을 제시하고 있다.

가령 진통제 한 알을 먹고서 편집형 정신병이 발생한다던지, 평생을 조현병으로 고생한 여인의 병인이 커피 알레르기였다는 이야기 같은 것이다. 이런 색다른 일이 발견되어도 의학계의 인정을 받기까지 반세기도 넘는 시간을 소모한다는 것은 슬픈 현실이다. 인류 역사 이래로 정신병은 계속 발생하고 있으나 현대의 발전된 의학 수준은 아직도 그 전모를 밝히지는 못하고 있는 원인인지도 모른다. 새로운 원인이 발견되면 새로운 치료법도 발견되어야 하는 게 정도이다.

뇌기능 퇴화의 모습들

근년에 이르러서 전 세계의 의학자들은 이른바 노망의 원인들을 밝히려는 연구를 진행하고 있으나 '인지 장애(치매)'를 근원적으로 치료하는 약제는 아직 등장하지 못하였다. 갈수록 증가하는 이 질환은 한국에서 65세 이상 노인의 10%에 이른다. 주된 이유는 음식과 화학물질들의 폐해와 관련이 있는, 중추신경계의 장기적인 염증이라는 게 현재 연구의 주요 흐름이다. 사람이 장기간 치료되지 않는 병에 걸렸을 때 그 긴 시간에 걸쳐서 진행 과정이 어떻게 진전되는가를 알기는 쉽지 않다.

반세기 전에 쓰인 연구 서적을 만나서 감동을 받은 기억이 있다. 미국의 정신과 의사 실바노 아리에티(Silvano Arieti)의 『정신분열증의 해석』이라는 책이다. 그는 주립병원에서 근무하던 경험에서 조현병의 진행을 연구하였는데, 병이 어떻게 진행되어 가는지 면밀하게 그 과정을 관찰한 보고서였다. 그의 서술을 참고하여 조현병과 치매의 두 질환을 비교하며 진행과 이해를 돕고자 한다.

반세기도 전에 독일의 유명한 정신의학자 에밀 크레펠린(Emil Kaerepelin,

1856~1926)은 오늘의 조현병을 '조기 치매'라는 진단명으로 처음 명명하였다. 그러니까 100년 전에 치매라는 이름의 질병은 조현병이었고 지금 우리가 생각하는 치매와는 다른 의미였음을 이해하여야 한다. 두 질환은 뇌에 원인이 있다는 점과 이름을 공유했던 역사적 공통점을 갖게 되었다. 그 후에 정신분석의 영향을 받은 미국 정신의학계는 증상 중심의 심리적 진단명으로서 조현병이라는 병명을 사용하게 되었고, 반세기 전부터 생물정신의학이 성장하면서 조현병을 '뇌병'으로 규정했다. 그렇다고 심리적 증상을 무시하는 것은 물론 아니다. 사람은 생물적이면서 동시에 심리적 존재이기 때문이다.

또 다른 생각할 점이 있다. 치매에 걸리면 평균 10년 후에 종결을 맞게 된다. 조현병(정신분열증)은 치매보다는 더 오래 살기 때문에 조현병의 진행 과정을 이해하면 치매의 진행을 이해하는 데 도움이 될 것이다. 공통적으로 다수의 환자들이 만성 병동에서 생을 마감하기 때문에 인격의 퇴화 과정을 볼 수 있다.

현재 근무하는 정신병동까지 포함해서 나의 정신과 치료경력은 반세기가 되어 급성부터 만성까지 다양한 모습을 체험한 셈이다. 만성병동에서 처음 근무를 시작하면서 흥미로웠던 일은 병동에서 섞여 지내는 두 질환의 환자들을 잠시 보아서는 잘 구별되지 않더라는 점이다. 의료인조차도 두어 달이 지나서야 구별이 가능한데, 하물며 진단명을 모르고 일반인이 그들과 만난다면 결코 구별이 쉽지 않을 것이라는 게 실감되었다. 약을 먹고 있는 조현병 환자는 건강인과도 구별하기가 쉽지 않다. 인지 장애도 마찬가지다. 그들은 얼굴에 표식을 한 사람들이 아니니까. 의무기록상 구별이 되어 있을 뿐이다.

20세기 초 사람의 심리 구조와 정신질환의 진행 과정을 설명하는 학설로

'정신분석'을 창안한 지크문트 프로이트(Sigmund Freud)의 업적은 정신의학 뿐 아니라 예술과 영화에 이르기까지 폭넓은 분야에 영향을 미쳤다. '만사가 인사'라고 말하듯이 사람의 마음을 현미경으로 들여다보자는 아이디어는 지금까지도 수많은 학설들의 모태가 되었다. 그의 후계가 되는 정신분석가 카렌 호나이(Karen Horney)는 인간의 적응 방식을 세 부류로 나누었고, 후대에 인용되고 있다.

세 부류는 사람들로부터 멀어지려는 유형(detached), 사람들에게 공격적(hostile)이거나 역방향으로(moving against) 적응하는 유형, 사람들로부터 다가가거나, 순종하는 유형이다. 역방향의 뜻은 겉으로는 다가가면서 속으로 찬동하지 않으며 품고 다가간다는 뜻이다. 이 분류는 후일에 다른 학자들에 의해서 조현병의 퇴행 유형에 응용되어 이해를 돕는다. 소위 병전 성격과도 관계가 있어 유의해야 한다.

칸토(Kantor)와 젤리누(Gelineau)도 만성병동 조현병 환자의 퇴행하는 모습을 세 가지 유형으로 보았는데, 격정적 반항자(Stormy rebell), 조용한 순응자(Quiet conformist), 자폐적인 은자(Autistic recluse)이다. 이와 같은 분류는 향정신과 약물의 출현으로 변화되었으나 골격은 그대로 인용될 수 있다. 약물은 격정적 반항이나 도전적인 사람들을 순화시켜 정신병동을 '지옥'에서 순화된 병실로 인도하는 데 크게 기여하였다. 좁은 병동에서의 생활은 공동체 사회이기 때문에 난동이나 무분별한 행동을 제어할 수밖에 없는 환경이다. 실제로 현재 정신병동에서 극단적인 반항이나 일탈은 허용되지 않기 때문에 즉시 정온제 주사 처치로 안정시키고 있다. 그러나 약물은 만성화가 진행하면서 생긴 수집벽(hoarding)과 자기장식(self-decorating)을 하는 증상에는 효과가 없었다.

반면, 고프만(Goffman)은 퇴행하는 과정을 죽어 가는 모습, 인격이 붕괴되는 고행을 겪는 과정으로 보았고, 4가지로 분류하였다. 이는 개척자(colonist)와 전향자(convert)의 대립 개념으로 이해할 수 있다. 즉, 회피하기 위해 물러나는 사람들, 의료인들과 비타협적인 노선을 걷는 거역·도전·협조를 거부하는 사람들, 식민화(colonization)에 적응하는 사람들, 타인들의 공식적인 가치를 수용하고 그들의 견해를 수용하는 사람들로 행동화하는 사람들로 분류하였다.

신체지도와 인지기능

흥미로운 일은 신체 전체의 감각이 대뇌피질 영역과 연관된다는 사실(뇌 속의 신체지도)을 의학이 밝혀낸 결과, 어떤 형태의 증상 표현은 뇌의 어느 부위가 손상되고 있는가를 유추할 수 있게 되었다. 신체지도 안에는 호문클루스(Homunclus)라고 명명된 작은 인간이 있다. 그는 손이 거대하고 입술이 기형적으로 크지만 몸체는 작은 괴이한 상상물이다(그림 1, 2). 대뇌 표면에 손과 입술 관련 영역은 넓고 기타 기관들은 영역이 좁아서 기형적이다. 사람을 기능적으로만 나타낸다면 이런 형태인 것이다. 화성인을 머리만 쓰는 지성체라고 상상했기에 머리만 큰 기형으로 그렸던 것과 같다.

뇌는 우리 몸의 주변 공간을 지도화한다. 그리고 그 기능은 세분화된다. 전문직 공무원들이 조직을 구성하듯이, 신체지도 안에서는 영역에 따라 감각과 운동을 구분하고 관장하는 업무가 다르다. 그리고 그것들을 통합하는 영역이 달리 존재한다. 수용된 감각을 통합하여 반응을 결정하고 반응을 운동화하는 전문 영역으로 하달된다. 가령 인지 장애 환자의 주 병소가 전두엽 영역 손상으로 시작된다면 정서적인 폭발 같은 격정적 증상이 나타나는 것을 이해할 수 있다. 왜냐면 정서를 관장하는 영역이 전두엽에 있기 때

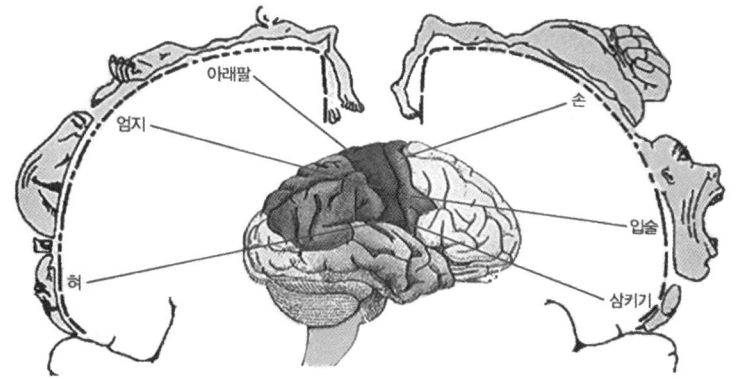

그림 1. 펜필드의 호문쿨루스

왼쪽은 기본체성감각 부위다. 촉각 및 관련 감각들을 토대로 작성한 신체지도인 셈이다. 오른쪽은 기본운동 부위로, 수의운동(voluntary movement)을 담당하는 신체지도다. 독자 여러분은 뇌의 우반구를 보고 있다. 좌반구에도 거의 똑같은 지도가 들어 있다.

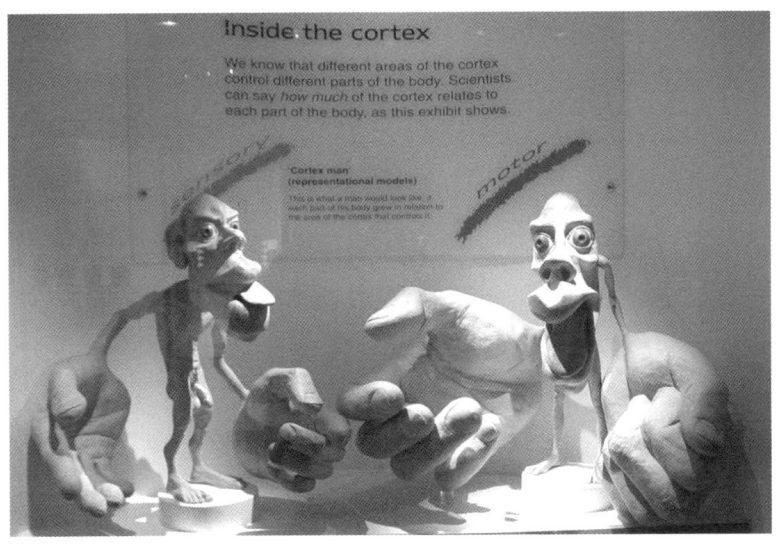

그림 2. 체성감각 호문쿨루스(좌)와 운동 호문쿨루스(우)

켄틀리 여사가 그린 운동 및 감각 호문쿨루스들을 3차원 조상(彫像)으로 형상화할 수도 있다. 이 모형은 런던 국립역사박물관에서 볼 수 있다.

문이다.

 신체지도의 확립은 증상 이해에 매우 유용한 자료가 된다는 것을 인정할 수밖에 없다. 뇌기능 운영이 마비되어 가는 병소의 위치에 따라서 증상의 모습은 다를 것이다. 측두엽에 있는 '해마' 부위에서 위축이 시작되면 기억력에 소실이 천천히 진행되면서 흔히 말하는 '**예쁜 치매**'가 될 것이다. 조용하고 얌전한 붕괴가 일어나게 되는 것이다. 그러나 의사결정의 최고위(가령 비행기의 조종사)가 어떤 구조물인가를 확정하지 못하고 있다. 분명히 뇌는 의사결정 결과를 실행하는 중추기관이나 각 시스템이 정보를 교류하고, 그런 '과정'에서 의사결정과 같은 새로운 기능이 창출된다는 의견이 우세하다. 어찌 보면 민주적인 정치체제 구조를 닮았다. 대통령 무용설이 암시되는 이유다.

 흥미롭게도 뇌 안에서 고장이 발생하였을 때는 밖에서 그 증상의 진원을 알 수가 없다. 그래서 외계인 손증후군(alien hand syndrome)이라는 실제 증상이 영화같은 데서 표현된 것이다. 팔을 잃은 사람들이 없어진 손의 통증을 경험하게 되는 '**팬텀증후군**'으로 널리 알려진 사실이다.

 2004년 건강하던 37세의 핀란드 여성이 갑자기 뇌출혈로 우반구 전두엽이 훼손되었다. 뇌 촬영에서 좌우반구 연결 부위에 작은 병소가 발견되었다. 그녀는 누군가를 만나면 양손을 번쩍 들고 인사를 했다. 신문을 읽는데 오른손이 넘기면 왼손이 도로 넘기는 일이 생겼다. 다 읽으려면 신문을 깔고 앉아야 했다. 제3의 손, 제3의 팔, 제3의 다리가 있는 느낌이었다. 유령사지는 항상 왼쪽에 달려 있고 진짜 팔다리를 구별하는 데 애를 먹었다. 손가락을 반복적으로 두드리면 왼쪽 몸과 오른쪽 몸이 서로 다른 행동을 하는 느낌이 일어났다. 뇌가 다치기 전에는 좌우 반구가 정상적으로 작동을 했는데 좌우반구 연결섬유 일부가 고장이 나면서 통합된 신체 감각에 이상이 온 것이었다.

60대 초반의 영국 여성 P.J.는 수년 전 심각한 사고로 뇌진탕에 걸려서 30분간 의식을 잃었다. 회복되고 2, 3년은 이상이 없었는데 어느 날 별안간 오른팔이 마비되더니 씰룩거리기 시작했다. 뇌의 좌반구 두정엽에 작은 낭포가 발견되었다. 2년간 약물치료로 효과가 있었으나 점차 침대에 누우면 별안간 오른팔이 사라진 느낌이 든다는 것이었다. 불안해서 덮은 이불을 들추면 팔은 돌아왔다. 오른팔에서 눈을 돌리면 사라져 버리는 것이었다. 어느 날 버스를 탔는데 다른 승객이 그녀의 다리에 걸려 넘어졌다. 아래를 내려다보니 자기 다리가 통로를 가로막고 있었다. 낭포가 달걀만큼 자라나 있었고 좌반구 두정엽이 압박을 받아 더 이상 체성감각을 못 느끼는 것이었다. 이런 사람들은 신체지도가 망가진 사람들이다. 밖에서 신체가 고장이 나는 것처럼, 안에서 고장이 나도 기능 손실의 결과는 증상으로 나타난다.

프랑스에서 보고된 사례는 참으로 놀랍다. 1996년에 팔 두 개를 잘라낸 환자가 4년 후 이식 수술을 받고 두 팔을 새로 갖게 되었는데 그의 손과 팔

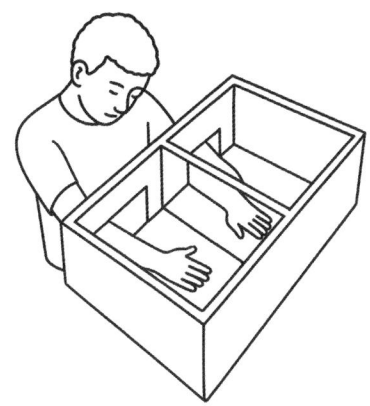

그림 3. 거울상자 치료법
거울을 수직으로 설치해, 환자의 손상되거나 제거된 팔이 느껴지는 위치에 건강한 상태의 양호한 팔을 비춘 거울상을 겹쳐 놓을 수 있다. 이 체험의 시각 및 자기수용 피드백으로 손상된 팔이 표상된 신체지도가 자주 고쳐진다.

꿈치 지도는 두세달 만에 정상으로 환원되었다. 거울상자 치료법(그림 3)이라는 훈련을 통하여 그의 뇌 안에 새로운 지도(map)를 만들 수 있었기 때문에 회복한 것이다.

신체지도 이상의 증상들은 운동선수가 겪는 '**입스**' **현상**, 음악가들을 괴롭히는 **근육긴장 이상** 등이 있다. 이런 경우 환각을 이용한 치료법을 연구·개발 중이니 기대해 볼 만하다.

인지 장애의 예방과 노력

인지 장애 환자에게 가족들이 앨범을 이용하여 과거를 회상하도록 훈련하고, 운동을 장려하는 단순한 노력만으로도 현저히 호전되는 사례를 경험하였다. 항산화물질이나 비타민, 가령 비타민 E 대량 요법이나 코코넛 오일을 지속하여 복용하면 당뇨병과 치매가 개선되는 보고와 사례가 있다. 아직은 미완성인 정통 약제 복용에 실망한다면 자연요법을 병행하는 것도 방법이다.

예전에 신경세포는 한번 죽으면 영원히 회복되지 않는 것으로 알려져 있었다. 신경은 다시 재생될 수 있다는 학설이 나왔고, 이제는 치료 사례들이 많이 등장하였다. 현재까지 인지 장애 환자들의 치료 업적은 참으로 보잘것없다. 그래서 아직은 예방이 최선으로 알려져 있다. 가족력이 있는지 유전검사를 해서 인지 장애 가능성이 있다면 식사, 운동 등 일상의 습관들을 적극적으로 개선함으로써 얼마든지 예방할 수 있다. 예방은 노력 없이 얻을 수 없다. 인과응보, 미리 대비하는 노력만으로도 병에 안 걸리고 살아가는 길이 열릴 수 있다는 걸 기억해야 할 것이다.

인지 장애의 진행과 결과 정도

인지 장애의 특성은 현재 정보의 입력 성능이 나빠져서 현재형의 기억력이 먼저 나빠진다는 점이다. 기억을 등록하는 기능이 떨어지니까 입력 부전이 된다. 옛날에 입력된 것들은 오래된 것일수록 재생이 잘 된다. 입력이 나빠지면 회상이 될 수 없다. 회상조차 나빠진다면 기억력은 더 나빠질 수밖에 없다. 대뇌에 입력된 창고에서 작업이 나빠질수록 증상은 심해질 수밖에 없다. 그래서 인지 장애의 특성은 '**현재형 기억력이 나빠진다**'는 점이다. 과거 기억은 오래 지속이 된다.

병증상의 정도를 경미, 중등도, 중증(초기, 후기) 인지 장애의 단계로 나누게 된다. 그 심한 정도를 측정하는 것이 GDS 검사(Global Deterioration Scale)이다. 예를 들어서 쉽게 소개한다. 100-7 시리즈 연산이라고 하는데, 7빼기를 연속으로 암산을 시행한다. 5회 연산까지 그 답을 잘 맞춘다면 경미한 수준이다. 이것이 잘 안 되면 중등도의 장애이고, 초기 중증 단계에서는 40-4를 최소수까지 빼기를 연속으로 암산시키는 것이다. 증상이 악화되어 이것을 하지 못하면 초기 중증에 이른 경우가 된다. 그다음 단계는 10에서 1씩 계속 뺄셈을 하는 것이다. 이것이 안 되면 중증 인지 장애에 도달한 경우이다. 후기 중증 장애가 되면 대소변 실금 상태가 된다. 전적으로 타인에 의존하는 단계인 것이다. 물론 이외 몇 가지 함께 측정해야 하는 것들이 있고, 보다 정교한 검사, 예를 들어 뇌영상(뇌단층촬영과 MRI)이 참고가 되어야 한다. 간단하게 숫자나 날짜를 물어 보는 방법도 있다. 오늘이 몇 월 며칠인가를 기억하지 못하면 지남력 장애로 중등도의 장애로 파악된다. 겉으로 멀쩡한데 숫자 계산을 하지 못하면 이미 중한 상태가 되었다는 의미다. 환각을 이용한 치료법의 개발을 더욱더 기대해 본다.

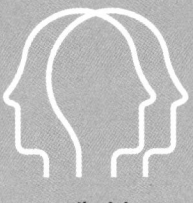

제1부

치매환자가 들려주는 치매이야기

환자의 입장에서 치매를 알리고 싶다.
왜냐하면 치매를 이겨내기 위해
매일매일 처절하게 참고 견디며,
노력하는 것은 치매환자들이기에…

회화와 문학 속에 그려진 치매 ❶

초현실주의 화가 살바도르 달리(Salvador Dali)

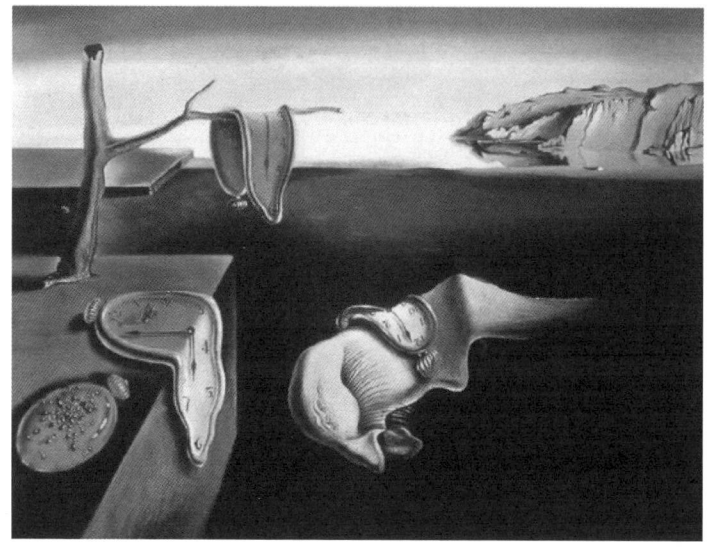

⟨기억의 지속(The Persistence of memory)⟩

(치매환자들이 느낄 수 있는) 녹아내리는 시간들, 죽음에 대한 불안감과 강박증을 표현한 작품이다.

I
웬디 미첼의 치매 고백

웬디 미첼(Wendy Mitchell)

2014년 7월(58세) 치매 진단
2018년 『Somebody I used to Know』
　출간, 한국어판 『내가 알던 그 사람』
　(2018)
2019년 명예 박사 학위 수여
2022년 『What I wish people knew
　about dementia』 출간, 한국어판 『치
　매의 거의 모든 기록』(2022)

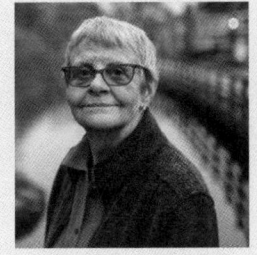

영국 국민보험공단(NHS) 의료지원 팀장으로 20년간 근무했으며, 현재 알츠하이머협회 홍보대사로 활동 중이다.

"치매에도 시작, 중간, 끝이 있으며,
생각했던 것만큼 크게 두렵지 않습니다."

20년을 영국국민의료보험에서 근무하다 58세에 치매 진단을 받은 웬디 미첼은 치매에 대해 알게 된 것을 일부라도 사람들과 공유하고 싶다는 마음으로 2018년 첫 번째 책 『내가 알던 그 사람』을 펴냈다. 웬디는 모든 인생사가 그렇듯이, 치매에도 **시작, 중간, 끝이 있으며, 생각했던 것만큼 크게 두렵지 않다**고 밝히고 있다.

웬디는 힘들게 고투하는 날도 있고, 활기찬 날도 있었지만, 같은 병으로 견디고 살아가는 다른 사람들이 존재한다는 사실을 알게 되었고, 그들과 이야기하고, 경험을 공유함으로써, 힘을 낼 수 있었다는 이야기를 들려주고 싶었다.

사람들은 치매라 하면 곧바로 기억력과 연관시키지만, 기억력과 상관없는 감각이나, 감정, 의사소통 같은 것들이 어떻게 소소하게 변화되는지에 대해 생각해 보는 사람은 거의 없다. 또한 치매 진단 초기에 내부와 외부 환경을 바꿔야 하고, 조금 바꾸는 것만으로도 큰 효과를 낼 수 있다는 사실을 아는 사람 또한 거의 없다. 누군가가 앞에 나서서 이야기해 주지 않는다면, 사람들은 치매가 인간관계에 미치는 영향과 그 영향을 긍정적인 방향으로 유도할 수 있는 방법을 결코 알지 못할 것이다.

1. 왜곡되는 감각들

치매 말기가 되면 환자는 다른 시간대로 퇴행한다고 한다. 인생의 이야기가 담긴 커다란 책장에서 앞선 시간의 책장을 선택하게 된다.

① 시각: 문제는 우리들의 눈이 아니라, 뇌가 눈에서 수용한 메시지를 해석

하는 방식에 있다. 일정한 패턴이 있는 카펫은 모든 문양이 **살아 움직이는 것처럼 보여 완전히 방향 감각을 상실하게 된다.** 꿈틀대는 동물들로 뒤덮여 보이는 카펫 위를 걸어야 한다면, 심하게 당황할 수 있다. 반들반들한 대리석 바닥은 마치 수영장처럼 보인다. 물위를 걷는다고 상상해 보라. 치매환자들의 뇌가 구별하기 어려운 것은 색감과 대조이다. 즉, 카펫과 벽의 색이 같으면 걸어 다니는 것 자체가 불가능해진다. 치매환자에게 친화적인 공간인지 아닌지를 판단하는 가장 손쉬운 방법은 흑백사진을 찍어 보는 것이다. 검은색과 흰색, 회색의 음영 대조가 분명하면 괜찮다고 보면 된다.

② 청각: 치매는 매일 현실을 왜곡하게 된다. 밖에서 쾅 소리 등의 환청이 일어나면 의자에서 꼼짝도 못하고, 심장은 마구 뛰고 너무 무서워 바깥을 쳐다보지도 못하게 된다. 이 모든 것은 병에 걸린 뇌가 부리는 속임수이겠지만 이를 경고해 주는 사람은 아무도 없다. 전문가가 미리 이런 감각의 변화가 있을 수 있다고 알려주었다면 아마도 외출할 때마다 그렇게 불안하지는 않았을 것이다. 이런 소리에 대한 민감함을 청각과민증이라 한다. 청력 범위 그래프에서 정상 그래프는 대개 직선이지만 치매환자의 경우 들쑥날쑥 변화가 심하다. 즉, 귀와 뇌 사이에 문이 있다고 가정해 보자. 열리고 닫히는 방식으로 작동하는 그 문은, 특히 감각 과부화에 해당하는 시끄러운 소음이 들릴 때마다 작동한다. 감각과민증이 있는 사람의 경우, 이 문이 계속 열려 있다는 것이 문제이다. 치매환자에게는 시끄러운 소음이 머리 정수리를 뚫고, 달려오는 미친 황소처럼 느껴지게 된다. 치매의 모든 증상이 그렇듯이 감각의 변화는 질병 자체가 아니라, 환자 개개인의 문제이다. 환자들은 의사의 말에 귀 기울여 환자가 새로운 환경에 더 잘 대처할 수 있도록 도움을 받아야 한다. 하지만

의사들 역시 환자들의 말을 귀담아 들어야 한다.

③ 후각: 사람의 후각 시스템은 누구에게나 기억과 감정이 혼존된 보물창고이다. 후각은 감각들 중에서 유일하게 감각신호 중계 기관인 시상을 통과하지 않는 감각이다. 따라서 중요한 기억공간인 해마와 감정과 관계 있는 편도체로 직접 신호를 보내게 된다. 이러한 이유로 2019년 일본에서 경증 치매환자들에게 후각을 자극 촉진제로 사용하여 기억을 소환시켜 보려는 연구가 있었다. 그 결과 노인의 기억을 회복시키는 데 대화보다는 후각 자극이 더 효과적일 수 있으며 우울증 감소 등의 정신건강을 전반적으로 향상시킬 수 있음이 밝혀졌다. 또한 유전적으로 알츠하이머에 걸릴 위험이 있는 환자들 중 후각 기능을 상실한 사람의 발병위험률이 5배나 높았다.

④ 후각 환각: 후각 환각이 지속되는 기간은 청각 환각이나 시각 환각과 비슷하게 단, 몇 초에서 1분 정도이며, 나무 타는 냄새, 고양이 오줌 냄새, 휘발유 냄새, 모닥불 타는 냄새, 양배추 썩는 냄새, 하수구 냄새 등이다. 이런 환각들이 전형적인 치매 증상이라는 사실을 알지 못하는 상태에서 환각을 경험하는 사람들은 당연히 고통스러울 수밖에 없다. 뇌에서 이런 속임수가 일어나는 것에 대해, 치매환자를 도와주는 사람들도 이것이 치매로 인한 증상임을 이해해야 한다. 대개 과로했거나 약 복용을 잊었거나, 가야 할 장소 때문에 큰 심리적 압박을 받는 것 등이 원인이 될 수 있다.

⑤ 촉감: 웬디의 경우 딸들과의 접촉을 제외하고 그녀는 접촉을 좋아하지는 않았었다. 그러나 치매가 그녀를 바꾸었다. 불현듯 만나는 사람마다 아니 적어도 그녀가 좋아했던 사람이라고 본능적으로 느낄 수 있는 사람들을 안고 싶어했다. 모든 사람들에게 접촉은 스스로 인정하는 것보

다 중요할 수 있으며, 접촉에 집착하는 새로운 습관이 생긴 데에는 혼자 생활해야 한다는 부담이 일부 작용했을 수도 있다. 2011년 오스트레일리아, 브리스번의 요양원 환자들에게 10분간 발마사지를 한 결과, 공격성 배회, 반복된 질문을 포함한 '초조행동'이 크게 줄어들었고, 그 효과는 마사지 중단 후 2주 동안 지속되었다. 이는 마사지가 언어능력이 감퇴했을 때도, 의미 있는 의사소통 감각을 촉진시킨다는 것으로 받아들여질 수 있다.

안개가 낀 듯하고 정신이 또렷하지 않을 때 환자의 손을 잡아 주의를 끌고 현실로 이끌어 주는 것은 환자의 걱정을 줄여주는 방법이다. 그 접촉은 '**내가 여기 있어**'라는 뜻이다. 여러 말이 필요 없다.

사람들이 치매 진단을 받은 후 관계를 잘 유지시키는 가장 좋은 방법이란 무엇인지 질문하면, 대화를 지속하는 것뿐이라고 답할 수 있다.

⑥ 꿈: 웬디는 치매 진단을 받은 이후로 확실히 꾸는 꿈의 내용이 바뀌었다고 한다. 이제 쉽게 잠들 수 없다. 더 이상 현재의 꿈을 꾸지 않고, 과거의 꿈만 꾸게 된다. 마치 꿈이 그녀의 뇌보다 먼저 회귀하여, 나중에 치매 말기가 되었을 때 몰입할 수 있는 창을 열어 놓은 것만 같다. 꿈이 그녀를 그곳으로 돌려보내는 까닭은 그때가 그녀의 인생에서 가장 행복했던 시기였기 때문일 것이다.

- 식사: 식사는 단순히 맛과 냄새뿐만 아니라 촉각과 청각, 시각 면에서 아주 감각적인 경험이다. 우리는 뇌 안에 질병이 생기고 나서야 비로소 일상의 잡다한 일들이 실제로 얼마나 복잡한 것인지를 알게 된다.

예로, 고기를 먹을 때 얼마나 오래 씹었는지 또는 얼마나 더 씹어야 하는지 기억이 나지 않아 충분히 씹지 않은 상태에서 삼키려다가 고기가 목에 걸려 캑캑대는 일이 자주 일어난다. 결국 고기를 포기해야 했고, 대신 생선을 먹었다. 뜨거운 음식 역시 곤란해서 자주 입 안에 화상을 입곤했다. 뜨거운 감자를 입에 넣다가 화상을 입고도, 다음 한 입을 먹을 때에는 화상을 입었다는 사실을 잊고 또 넣게 된다. 말기에는 **뇌 안의 어떤 회로가 완전히 사라져 더 이상 배고픔을 느끼지 못할 수도 있다.**
- 음식: 마시는 음료의 맛이 매일 다르게 느껴졌다. 또한 식감이나 맛에서 즐거움을 얻지 못한다. 아무런 맛이 없다. 솜이나 판지를 씹는 편이 더 나을 것도 같다. 더불어 식사량도 줄게 되고, 데우기만 하면 되는 간편식 위주로 먹게 된다. 나이프와 포크 대신 숟가락으로, 찻잔도 간편한 머그잔으로 바꾸었고 주방 찬장도 최소한으로 간편화했다.
- 음식의 선택: 치매에 걸리면 의사결정 과정이 어렵고, 복잡해질 수 있다. 그래서 종종 같은 음식을 선택하게 된다. 만들기 쉽고 불을 사용하지 않는 샐러드나 간편식 라자냐 등으로, 배가 고프지 않기에 식사시간을 알기 위해 아이패드에 알람을 설정해 놓았다.

2. 지금 이 순간에 몰두하는 감정

무엇보다도 치매가 가르쳐준 것은 우리 모두가 '지금'으로 돌아와야 한다는 것이다. 2017년 보고에 의하면 치매환자들은 두려움과 분노, 슬픔, 만족의 네 가지 감정이 가장 두드러진다는 사실을 밝히고 있다. 문제는 일단 진단이 내려지면 사람들은 '**그 사람**'이 아니라 '**질병**'만을 본다는 것이다. 진단을 받고 거기에 대한 반응으로 두려움과 상처받기 쉬운 감정을 느꼈고, 과거의 자신에 대하여 한탄하고, 고립감과 외로움, 절망감을 느꼈으며 더 우울해졌다고 이야기했다.

- 불안: 서구 문화에서는 인지능력과 자율성, 내적 통제가 상징적 자아의 중심 특성이다. 치매는 신체적 측면뿐만 아니라 독립성과 정체성, 통제력의 상실을 의미한다. 따라서 치매는 인간으로서 개인의 정체성에 대한 개념을 위협하는 것으로 보인다. 지금 웬디와 치매 친구들이 걱정하는 것은 자신의 통제권을 빼앗기는 것이다. 치매환자들은 자기 집에서 쫓겨나 요양원에 들어가게 되는 것을 두려워한다. 치매는 우리들에게 어쩔 수 없는 일도 있을 수 있으며, 불안해 해도 그것을 어떻게 해 볼 수 없다는 것을 가르쳐 주었다.
- 죄책감: 치매로 인해 그녀의 삶은 전에 비해 훨씬 단순해졌다. 치매에 걸리면 모든 것이 명쾌하고 단순해져야 한다. 치매를 앓는 삶이 줄 흑백 세상을 받아들여야 한다. 그녀가 죄책감을 처음으로 느꼈던 것은 치매 진단을 받았을 때였다. 그녀는 두 딸로 인해 갑자기 가족 모두의 미

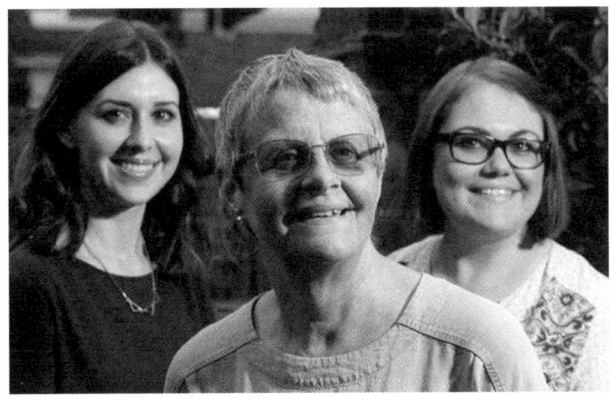

웬디 미첼과 그녀의 딸들, 젬마, 사라
현재 영국, 오크셔에 살고 있다.

래를 빼앗았다는 죄책감이 들었다고 한다. 앞으로 아이들을 도와줄 수 없고, 반대로 아이들이 그녀를 돌보아야 한다는 생각이 밀려들었다. 죄책감은 이 치매라는 병이 그녀가 사랑하는 사람에게 어떤 영향을 미칠지에 대한 것이었다.

- 행복: 그녀와 많은 치매 친구들에게 행복은 순간의 마음 챙김, 현재에 대한 감사가 있어야 느낄 수 있는 것이다. 결국 과거는 종종 흐릿해질 수 있고, 미래는 잘 모르기 때문이다. 하지만 정말로 달라진 것이 있을까? 우리 모두는 현재를 살아야 하지 않을까? **우리는 단지 서투르게 된 것뿐이다.** 무엇보다도 치매가 가르쳐준 것은 우리 모두가 '지금'으로 돌아와야 한다는 것이다.

수공예를 하거나 사진을 찍을 때, 그 순간 눈앞의 과제에 너무 집중한 나머지 자신이 치매환자임을 느끼지 못한다. 현재에 집중하고, 자의식을 인식할 수 있는 능력은 미래의 두려움과 불안에서 벗어날 수 있는 시간을 경험할 수 있게 해 준다는 뜻이다.

3. 관계에 대한 욕구

치매환자로서 혼자 생활하기

전 세계적으로 치매환자 수는 5천만 명에 이르는 것으로 추정되는데 그 숫자가 2050년에는 1억5천2백만 명까지 증가할 것으로 보인다. 캐나다와 프랑스, 독일, 영국, 스웨덴에서는 치매환자의 3분의 1 이상이 혼자서 생활하고 있으며 일반적으로 1인가구 중에서 여성 노인인구가 빠르게 증가하고 있다. 그녀가 계속 혼자 생활하고 해결책을 찾기로 한 결심이, 매일의 치매생활을 이겨내게 하는 원동력으로 보인다.

관계에 대한 욕구

웬디는 혼자 생활하는 것을 좋아하지만 **점점 외로워졌다**. 아직은 말을 할 수 있고 존재한다는 것을 입증하기 위해 사람과의 접촉을 필요로 한다. 그래서 사람들과 교제하기 위해 **산책**하러 나간다. 혼자 생활하는 치매환자는 예기치 못하게 입원하거나 영양실조에 걸릴 가능성이 크다.

지금까지도 처음 보는 사람들이 내 병을 알게 되면 수치심을 느끼게 된다. 나는 그들의 얼굴에서 보이는 두려움에 맞서야 하고 간혹, 그들의 불신이 장애로 작용하여, 나를 있는 그대로 받아들이기까지 오랜 시간이 걸리기도 한다.

2019년 보고서에서 많은 치매환자들이 인간관계의 상실을 겪게 된다고 한다. 그 원인을 치매에 대한 사회적 인식 부족, 치매라는 병에 대한 이해 부족, 치매환자에 대한 동정심 부족으로 요약했다. 이 보고서는 치매환자가 고독감과 우울함을 느끼지 않도록 필요한 접촉을 제공하고, 이웃 사회에 치매 친화적인 인식을 구축하는 것이 중요하며, 공공부문이 맡아야 할 일정 부분을 자발적 조직에만 의존해서는 안 된다는 결론을 내렸다. 치매 친화적인 지역사회를 만든다는 계획이 적절한지 판단하는 기준은, '**혼자 생활하는 치매환자가 동료나 이웃과 함께 지역사회에 참여하고 잘 지낼 수 있는지**가 될 것이다.'라고 덧붙였다.

4. 여전히 소중한 의사소통

웬디는 치매 전문가들이 치매환자가 할 수 있는 것에 처음부터 더 집중한다면 진단 시점부터 훨씬 희망적인 결과를 얻을 수 있다고 판단한다.

의사소통 수단 중에서 언어의 비율은 7%에 불과하다고 한다. **55%는 몸짓이고, 38%는 목소리톤**이다. 치매환자인 피아니스트 겸 작곡가 폴 하비(80세)는 "피아노 칠 때는 기억력이 좋아요. 내가 했던 일들이 모두 기억납니다. 하지만 TV나 주변의 다른 것들을 볼 때면 잊기 시작합니다. 이렇게 스트레스를 받게 되면 피아노를 치죠. 그러면 괜찮아져요."라고 밝혔다. 누구나 치매 진단 이전의 재능을 하루아침에 잃지는 않는다.

과거에 심리학자들은 치매환자들은 정서적 욕구가 없다는 것이 지배적인 분석이었다. 의료 전문가들은 그들이 고통을 느끼지 못한다고 생각했고 치매환자들은 '육신'만 남은 겉껍데기라는 의견이 깊게 박혀 있었다. 이에 반해 **톰 킷우드**(Tom Kitwood)의 치매 케어모델은 **사랑**을 간병인의 업무 중

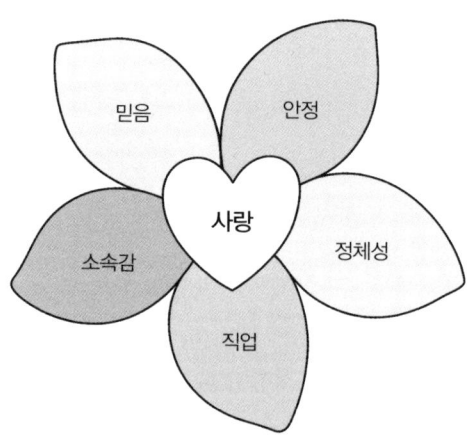

톰 킷우드 플라워 모델(Tom Kitwood Flower model)
치매를 안고 사는 환자들에게 필요한 심리적 배려

심에 두고, 치매환자들의 삶의 목적, 걱정과 고통, 소속감, 정체성, 애정을 바탕으로 치매 진단을 받은 사람들의 진짜 모습을 볼 수 있게 해 주었다.

언어 없는 의사소통

노란색과 녹색 해바라기 무늬가 그려진 선플라워 랜야드(Sunflower landyard)는 공항에서 선의로 고안된 아이디어로 출발했다. 이 표시를 한 사람이 있으면 공항 직원들은 추가 도움을 제공하게 되며 이 아이디어가 상점, 정부청사, 기차역, 시내의 거리 등으로 점차 확대되었다. 이 랜야드의 진가는 그녀의 상태가 안 좋은 날에 더 자주 발휘된다.

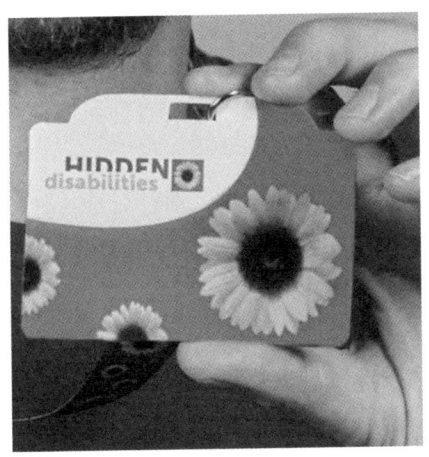

선플라워 랜야드(Sun Flower landyard)
장애인 표시로 ADHD(주의력 결핍 과잉행동장애), 난독증, 자폐증, 조현병, 치매 등의 정신장애도 포함된다.

5. 치매 친화적인 환경

거스르지 않고, 순응하기

자기 집에 거주하기

치매환자는 될 수 있는 한 오랫동안 자기 집에 머물면서 독립적으로 생활하는 것이 좋다. 집의 구조를 출발지와 목적지를 모두 볼 수 있는 개방형으로 즉, 주방에 있으면서 거실을 볼 수 있고, 거실에서도 주방이 보일 수 있도록 고치는 것은 치매 초기 단계에 완료하는 것이 가장 좋다. 이때는 이런 변경이 환자의 혼란에 긍정적인 영향을 주고 노화가 자연스럽게 진행되도록 지원할 수 있다. 치매 진행 후기 단계에 환경을 변경하면 오히려 환자를 혼란스럽게 만들고, 생활에 부정적인 영향을 줄 수 있다.

정리정돈은 치매환자에 더 편안한 환경을 만드는 아주 간단한 방법이다. 아이패드나 휴대전화기, 열쇠, 펜과 종이, 타이머 같은 것들을 주방에서 볼 수 있게 하는 것이 좋다. 램프와 손잡이, 레일 같은 고정장치는 발을 헛디디거나, 잘 넘어지는 환자에게 아주 중요하다. 어떤 사람들은 찬장 안이 훤히 잘 보이도록 나무문을 유리문으로 바꾸기도 하고, 사진을 찍어 꽂아 두기도 한다.

추억의 방

웬디는 문을 열고 '추억의 방'으로 들어가면 그 즉시 평온함과 따뜻함을 느낄 수 있다고 한다. 내가 정말 누구인지 모를 정도로 상태가 나쁜 날에는 특히 더 그렇다. 나의 과거가 나를 반겨주고, 이곳에서는 **더 이상 치매라는 병이 존재하지 않는다.**

걷기

그녀는 치매 진단을 받고 1년 후 도시의 소음, 위험요소가 너무 많아서 도시에서 시골로 이사했다. 그녀가 매일 돌아다니는 시간은 '마음 챙김'을 하는 순간이다. 걷기는 분명 그녀에게 목적을 주며, 목적이 있으면 그녀의 뇌는 계속 활동하게 된다. 걸으며 사색하는 것은 사회적 접촉이기도 하다. 치매환자들의 이동을 '**배회**'로 분류하여 병리학적으로 해석하는 경향이 있지만, **자유로운 이동 연습**이라는 목적이 있다.

치매 친화적인 환경

세계보건기구(WHO)의 연구에서 치매 친화적인 환경이란 교통과 시설에 대한 좋은 접근성, 활동에 대한 정보 획득, 공공좌석, 화장실 시설, 건물 경사도, 적절한 도로 표시, 보행자 횡단보도, 신호 등의 충분한 교차시간 등이 포함되어 있다. 사회 참여와 지역사회 지원은 평생 건강 및 웰빙과 밀접한 관계가 있다. 노인을 인정하고 존중하며 포용하는 문화에서는 노인의 역량과 자존심이 강화된다.

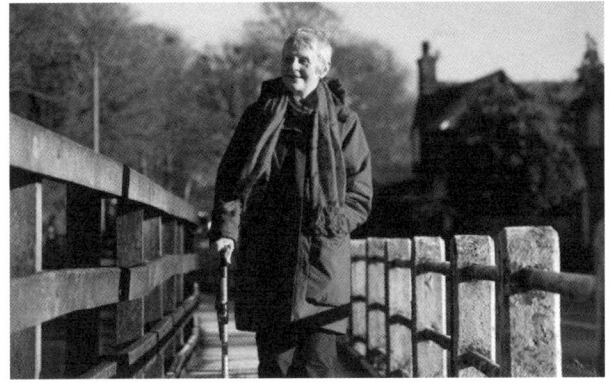

산책 중인 웬디

이웃

그녀의 경험상, 그녀의 집은 그녀의 안전한 피난처다. 상태가 안 좋은 날에는 특히 더 그렇다. 치매 진단을 받은 후 새로운 환경을 선택할 때는 옥외 공간, 교통의 접근성, 창문에서 보이는 풍경, 층간 소음, 벽간 소음, 창문의 중요성, 보행 중 휴식 벤치 유무 등을 고려해야 한다. 일상적인 바깥 활동은 그녀를 위로해 주고, 그녀와 일과의 조화를 이룬다. 일상의 과정과 일관성이 중요하다.

6. 치매 마을

네덜란드의 '호그벡' 치매마을은 (영국의 '비롱' 치매마을도 유사함) 152명의 중증 치매환자들이 23채의 집에서 거주하며, 250명의 치매 전문가에게 보살핌을 받는다. 치매환자에게 일상의 삶을 제공하자는 취지이지만 어쩐지

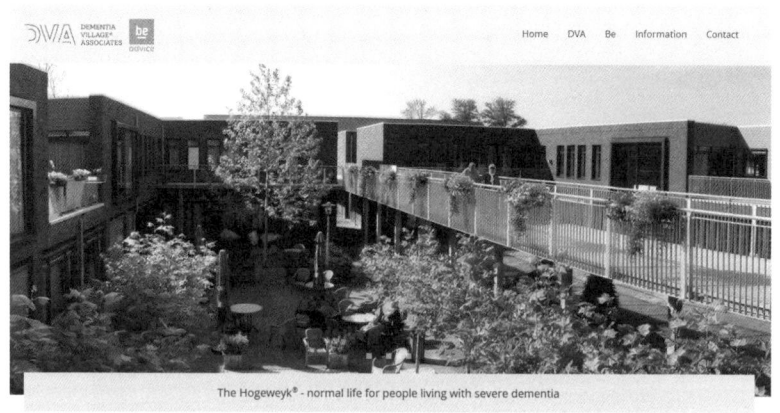

호그벡 마을 홈페이지
다른 지역의 치매 마을 정보도 볼 수 있다.

> **알츠하이머병 인터내셔널(Alzheimer's Disease International) 2017년 보고서**
> - 네덜란드: 1997년부터 치매 카페 등장, 현재 230개 이상, 방문자 수 3만5000명
> - 오스트리아: '기억경로(memory parcours)'라는 치매 근린공원 조성
> - 대만: 2013년 치매 친화적 쇼핑 환경 조성
> - 한국: '치매 모의 체험' 유치원 어린이들의 요양원 방문 및 학생들의 손마사지
> - 일본: 치매 조기 발병 환자의 귤 재배
> - 중국: 2012년 '노란 팔찌 프로젝트'(Yellow Bracelet Project)로 GPS 추적 장치 개발
> - 오스트레일리아: 2014년부터 소음 최소화, 지도, 도로표지, 방향신호 개선 등 치매 친화적 지역사회 조성

아직은 조금 부자연스럽게 여겨진다.

노르웨이의 '그린케어' 모델은 전통적인 농장을 지역사회의 치매환자들에게 개방하는 것이다. 이런 것이 가짜 환경보다 좋고, 환자에게 자극도 된다고 본다.

7. 소셜 미디어

트위터 덕분에 치매환자들이 한 테이블에서 자리를 같이할 수 있게 되었고, 서로 연결되었다. 소통을 원하는 사람들을 교육하는 데 소셜 미디어 활동이 가장 좋은 방법이 될 수 있을 것이다. 아이패드와 아이폰은 그녀가 세상으로 나가는 문 역할을 해 주고, 언제나 그녀의 몸을 지켜주는 친구이다. 또한 위치 추적은 물론이고 좋아하는 여행을 어려움 없이 계속할 수 있게 해 준다. 아마존에서 제작한 AI 알렉사는 위층에 불을 켜 달라고 외치면 불을 켜 준다.

뉴스와 미디어 기관

일반 작가 또는 시나리오 작가들은 치매환자가 살아야 할 날들이 많다는 사실은 잊은 채, 치매 말기와 이 병의 빨라진 증세에만 초점을 맞춘다. 뉴스와 미디어 기관들은 **아직도 갈 길이 멀다고 본다.**

긍정적인 태도

정해진 대처 전략은 없다. 치매환자들이 역경에 대처하는 방식은 치매에 걸렸든 안 걸렸든, 사람마다 다르다.

대처하기

환자 개인이 채택한 대처 스타일은 그 사람이 살아오는 동안 어려운 상황에서 주로 취했던 처리방식을 통해 이미 형성된 성격과 과거 경험으로부터 영향을 받게 된다. 2005년 보고서에 의하면 자기 유지와 자기 순응의 두

가지로 나뉜다. 자기 유지 스타일의 환자들은 자신이 치매에 걸린 사실을 인정하지 않는다. 대개의 버티고 보상하려는 시도는 본질적으로 자기방어적인 행동이며, 자아감과 정상 상태를 유지하려는 반응인 것이고, 그에 비해 자기 순응 스타일은 자기 내부의 변화를 통합하기 위한 부정과 수용의 균형을 맞추는 '커밍아웃' 방식의 반응인 것이다. 치매환자들은 끊임없이 변화하고 적응한다. 기억해야 할 중요한 점은, 정해진 대처 전략이란 것은 없다.

상태가 나쁜 날
그렇다. 특별히 더 좋지 않은 날이 있다.
상태가 나쁜 날은 그녀의 뇌가 합선되고, 삶이 흐릿해지고 혼돈이 지배하는 순간들이다.

안개 낀 날, 희미한 날, 멍한 날, 뇌 일부에 산소가 공급되지 않아 실신할 것 같은 상태를 '**아지랑이**'라고 부른다. 아지랑이는 치매 자체처럼 시작과 중간, 끝이 있다. 안개보다는 더 일시적인 것이고 확실하게 걷히리라는 것을 알고 있다. 연무가 다시 걷히기를 기다리면서 항상 그 아래에 존재했다. 그리고는 걷힌다. 이런 아지랑이가 너무 자주 내려오고 방향 감각을 상실하는 순간들이 자주 왔다가 사라지게 되면, 이상하게도 덜 무서워진다. 오히려 아지랑이를 이해하게 된다. 여기에서 중요한 것은 그러한 순간들이 나타나기만 하는 것이 아니라, 사라지기도 한다는 사실이다.

8. 간병, 간병인

간병

현재 치매 진단은 지나치게 임상적으로 이루어지고 있다. 치매환자의 뇌를 들여다보고 뇌세포의 연결이 느슨해졌거나 사라진 부분이 있음을 발견하고 그 근본 원인이 진행성 질병이라는 사실을 알아내고 나면, 환자들은 **필요 없는 존재로 추락한다**. 추적검사도 없고, 환자와 간병인을 위한 전략도 없다. 치매환자의 가족들 중 67만 명에 달하는 이 간병인들 덕분에 매년 영국 국민의료보험 예산 110억 파운드(한화 약 17조 5천억 원)가 절약된다는 사실은 전혀 고려하지 않는다.

간병인

일상생활에서 우리는 나이가 들어가면서 성격도 변하는데 원만해질 수도 있고 더 고약해질 수도 있다. 그리고 치매 자체가 성격의 다양성에 더해 또 다른 환자의 유형을 만들어 낸다. 그러나 치매는 여전히 그 사람의 한 단면에 불과하다. 따라서 다른 사람들을 볼 때처럼, 병이 아니라 그 사람 자체를 봐야 한다. 비행기 안전수칙에서 나부터 산소마스크를 착용한 후, 다른 사람을 도우라고 하는 데에는 충분한 이유가 있다고 본다. 내가 힘이 없다면 누군가를 간병할 수 없기 때문에.

II
크리스틴 브라이든의 치매 고백

크리스틴 브라이든(Christine Bryden)

1995년(46세) 전두측두형 치매 진단
1998년 『Who will I be when I die』 출간, 한국어판 『치매와 함께 떠나는 여행』 (2005)
2005년 『dancing with dementia』 출간
2018년 『Will I still be me?』 출간
오스트레일리아 정부 과학기술협의회 고관으로 근무했으며, 30년간 치매와 함께 살아가며 글도 쓰고 있다.

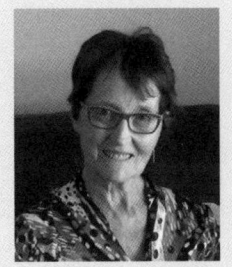

"나는 치매에 걸렸습니다."

1. 자신을 치매환자라고 선언하는 사람들이 늘고 있다

 알츠하이머 환자의 대부분이 복잡한 상황은 되도록 피하려 하므로, 질병 초기부터 중기 단계 이후까지 타인과의 교제는 물론이고 가족과 함께 지내는 시간조차 부담스러워 하게 된다. 일상적인 대화나 아이들과의 놀이, 어디선가 들려오는 음악…, 이 모든 것들이 알츠하이머 환자에겐 고통스럽기만 하다. 그런데 이는 뇌가 주위의 소리와 환경에 의미를 부여하고, 정리하는 것을 힘들어하기 때문이다. TV 시청도 상당히 어려워지게 된다. 화면을 보면서도 머리와 눈이 제각각 다른 소리를 따라가고 있기에 프로그램을 보면서 부분 부분을 지우면서 기억하거나, 전체적인 구도를 이해하지 못하게 되는 것 같다.

 치매가 진행되면서 두 가지 이상의 일을 동시에 하는 것 자체도 점차 불가능해진다. 처음에는 단순한 기억력 장애였던 것이 점차 망상이나 질투, 폭력 같은 주변 증상으로 나타나기 시작한다. 치매 중기에 들어가면서 방향감각 장애로 길을 잃고 배회하기도 하는 등, 가정에서 생활하는 것 자체가 힘들어지기 시작한다. 치매 말기가 되면 걷기도 힘들어지고, 혼자 식사도 불가능해져서 결국은 와상(누워 지내는) 상태로 생을 마감하게 된다. 하지만, 치매 말기 전까지 누군가가 잘 보살펴준다면 일상적인 생활을 하는 것이 불가능한 것은 아니다.

2. 크리스틴 브라이든에 대하여

 그녀는 참으로 변화와 굴곡이 많은 삶을 살아왔다. 한때는 오스트레일리아의 행정 관청 중에서도 가장 강력한 권한을 가진 업무(수억 달러에 이르는 자금을 관리하고, 20여 명의 직원을 거느린 업무)를 담당했지만, 지금은 자신의 전화번호조차 제대로 기억하지 못하고 '주전자'라는 말을 떠올리지 못해 "물을 따르는 그릇"이라고 말한다. 또한 알츠하이머병이 환자보다 주변 사람들에게 더욱 힘든 질병이라는 것을 처음으로 인정한 사람이다.

크리스틴은 이같은 두렵고도 부정적인 사실들을 어떻게 해서든지 긍정적인 사고로 전환시켜 보려고 노력해 왔다. 그녀와 딸들 사이의 지적수준 차이는 점점 커지고 있지만 예전에 볼 수 없었던 친밀감이 이 아름다운 가족을 묶어 주는 힘이 되고 있다. 알츠하이머병과 함께 세 명의 어린 딸을 키워야 하는 어려운 인생 여정, 겨우 40세 중반에 앞으로 10년 정도 밖에 살 수 없다는 선고를 받은 크리스틴, 하지만 그녀는 어떤 사람도 겪어 보지 못한 세계를 살아가면서도 우리들에게 많은 영감과 인생의 비밀을 가르쳐 주는 역할을 하고 있다. 먼 훗날 크리스틴이 이 세상과 작별을 고할 때 우리는 그녀를 어떤 사람이었다고 기억하게 될까? 가족에게는 존경스러운 어머니였으며 알지 못하는 사람들을 위해 많은 것을 바친 여성으로 기억될 것을 확신한다.

오스트레일리아 저널리스트
마이크 먼로(Mike Munro)

3. 크리스틴의 고백

그녀는 즐거웠던 어린시절을 또렷하게 기억하고 있다. 내가 맡았던 많은 업무와 이 일들을 처리하느라 바빴던 나날을 기억한다. 또 내 세 딸들이 태어나던 순간의 기쁨과 흥분도 기억한다. 하지만 오늘이 며칠인지, 점심식사로 무엇을 먹었는지, 어제는 무엇을 했는지, 또한 내일을 위해 무엇을 계획하고 있는지는 기억하지 못한다.

나는 치매환자이다. 그렇지만 두려움이나 부끄러움으로 숨지는 않을 것이다. 치매가 다른 질병과 마찬가지라는 것을 안 이후, 치매환자 역시 존중과 품위 있는 대접을 받아야 한다는 것만 분명히 생각한다. 나는 치매를 앓으면서도 긍정적으로 살고 있다.

치매환자들은 관점에 따라 세상을 원망하고 좌절할 수도 있지만 대신 하루하루 매순간을 즐기며 살아갈 수도 있다. 나에게 치매는 축복이다. 질병이 우리들을 천천히 죽음으로 인도하는 것처럼 치매 역시 내 삶을 반성하게 하고 신 앞에 무릎 꿇게 하고, 영원한 자아나 주위의 사람들이나 신과의 관계에 집중할 수 있는 귀중한 시간을 허용해 주었다.

그러나 주위에는 아직까지도 치매에 대해 고백하기를 주저하거나 치료와 도움받는 것을 주저하는 사람들이 많이 있다. 왜냐하면 이 질병이 아직은 잘 이해되지 않으며, 종종 두려움의 대상이기 때문이다. 나는 여러분이 이 견해를 바꾸는 데 앞장서기를 바란다. 치매는 광기도 아니며, 노화의 당연한 결과가 아니라는 점, 치매는 다양한 질병의 결과이며, 뇌가 손상받은 결과라는 사실을 이해해 주기를 바란다. 부디 치매 앓는 사람들을 존중하고, 그들에게 귀 기울여 주기를 바란다. 치매환자들이 이해하기 어려운 행동을 하더라도, 여전히 가치와 존중을 가진 사람이기 때문에….

2005년 7월 오스트레일리아 브리스번에서
크리스틴 브라이든(Christine Bryden)

4. 글쓰기

그녀는 딸들을 위해 책을 썼다. 이안스, 리아넌, 미셸린은 현재 23세, 17세, 12세이지만 그녀의 최종기한은 언제 어떻게 다가올지 모르는 상황이며 그때는 아마 쓸 수도, 읽을 수도 없을 것이다. 딸들과 더 이상 이야기할 수 없는 날이 찾아오기 전에 그녀는 몇 가지 인생의 경험을 전하고 싶었다. 그래서 알츠하이머병과 더불어 살아온 감정적, 신체적, 정신적인 여정을 글로 썼다.

이 질병에 대해서는 여전히 많은 오해가 존재한다. 이를테면 알츠하이머병 때문에 죽는 일은 없다든가, 노인들만 걸리는 질병이라든가, 그저 기억상실이 심해지는 병일 뿐이라는 편견들이다. 하지만 알츠하이머병은 오스트레일리아의 사망원인 중 네 번째를 차지하고 있으며, 그중 2%는 젊은 나이(65세 이하)에 발병하고, 생존 가능한 연령은 진단 후 8년에 불과하다. 일상생활(스토브 사용법이나 자동차 운전과 같은)을 조금씩 잊어버리는 것으로부터 증세가 나타나기 시작하는데, 결국 몸을 움직이는 기억마저 잃어버리게 된다(물을 마시는 방법마저 잊어버리기 때문에 목에 음식이 걸려 죽는 경우도 있다).

크리스틴은 잘못된 통념을 바로잡아 무엇이 진실이고, 무엇이 거짓인지를 밝히고 싶다. 이 병으로 쓰러지는 '베이비붐 세대'가 극적으로 늘어나고 있음에도, 우리에게 알츠하이머병은 어떤 불치병보다도 가장 이해되지 않는 병으로 인식되고 있었다. 환자로부터 많은 것을 빼앗아가는 이 병은 환자들이 보다 조기에 진단을 받고, 정확히 이해함으로써 환자와 가족들이 잘 대처해 나갈 수 있다.

알츠하이머병의 증세는 매우 천천히 진행되기 때문에 환자 자신이 깨닫지 못하는 경우가 허다하다. 또 자신에게 일어나는 변화들을 일일이 기록

해 두는 환자들은 거의 없기에, 알츠하이머병 환자가 이 병에 대해 직접 기록한 것은 아마도 처음일 것이다.

요즘에도 사람들은 알츠하이머병을 되도록이면 숨기려 애쓴다. 환자의 가족들은 어느 날 갑자기 '이상해진 가족'을 부끄럽게 생각하며, 언제까지 이상하고 어리석은 행동이 계속될 것인가에 대해 불안해한다. 이 같은 불안과 편견은 타파해야 한다. 뇌의 질병을 다른 신체 질병보다 훨씬 부끄럽게 여길 이유는 없지 않은가? 환자는 정신적인 문제를 겪는 것이 아니라, 뇌의 일부분에 상처를 입은 것이라는 사실을 인정해야 한다. 따라서 주변 사람들은 그들에게 한 사람의 당당한 인간으로서 존엄을 유지할 수 있도록 배려해 주고, 웃음거리로 만들거나 부끄럽게 여기는 일이 없어야 한다. 무엇보다도 환자 자신이 "나는 치매에 걸렸습니다."라고 주변에 공표하는 용기로부터 이 모든 변화가 시작될 것이라고 믿는다.

1995년 9월 15일을 그녀는 주치의가 공식적으로 퇴직을 권고한 날로 기억한다. 그리고 신경전달물질(뇌속의 자연적인 화학 메신저)의 레벨을 올려주는 효과가 있는 신약 타크린(tacrine)을 처방했다. 이 약은 뇌의 잔존 부분을 최대한으로 활동시켜 되도록 오랫동안 기능을 유지하는 데 도움이 될 것이라고 했다. 그러나 이 약은 근본적인 치료제가 아니었다. 알츠하이머 환자 중 3분의 1 정도에게는 효과가 없었고, 나머지 3분의 1에겐 기능 감퇴를 지연시켰으며, 나머지 3분의 1에겐 어느 정도 개선의 기미가 확인되었을 뿐이라고 그녀의 주치의는 말했다. 그녀가 그중 어디에 해당될지를 알게 되기까지 최소 6개월은 걸린다는 말도 덧붙였다.

그녀가 복용한 최초의 치매 치료제 타크린(tacrine)
최초의 알츠하이머 치료제 타크린은 오스트레일리아 시드니 대학의 아드리엔

알버트가 개발했다. 이 약제는 1993년 미국 FDA의 승인을 받았다. 하지만 부작용으로 간독성이 확인되어 2013년 사용이 금지되었다. 타크린은 중추신경계에 작용하는 콜린에스터라아제 분해억제제이다.

현재 일상에 사용되고 있는 콜린에스터라아제 분해억제제로는 도네페질(Donepezil), 리바스티그민(Rivastigmine), 갈란타민(Galantamine)이 있다. 또한 신경세포의 독성에 관여하는 신경전달물질인 글루타메이트(Glutamate) 수용체 중, NMDA(N-methyl-D-asparate) 수용체를 차단하는 메만틴(Memantine)도 사용된다.

5. 사라지는 기억들

그녀의 경험으로, 요즘은 쇼핑하러 갈 때에도 메모가 없으면 아무것도 할 수 없다. 일기를 보지 않으면 오늘이 무슨 날이고, 누가 무엇을 하고 있는지, 어디에 그 사람들이 있는지 전혀 알지 못한다. 나의 머릿속에는 오늘이 무슨 요일인지, 또는 '4월이라는 것' 또는 '1998년이라는 것' 같은 의미를 생각하는 공간이 남아 있지 않다.

누군가로부터 간단한 질문을 받게 되면 나는 한정된 1차원의 데이터뱅크를 헤매며 천천히 대답해야 한다. 컴퓨터로 치자면, 한 번에 하나의 윈도우밖에 열 수 없고, 한 가지 어플리케이션밖에 가동시킬 수 없다. 한 번에 한 가지씩 하도록 노력해야 하고, 다시 무언가를 새로 시작할 때마다 반드시 휴식을 취해야 한다. 간신히 유지되던 조절능력이 제멋대로 날뛰기 시작하면, '현기증'과 같은 증상에 시달리고, 완전히 지쳐 침대에 눕는 것 이외에 아무것도 할 수 없다.

텔레비전은 치매환자에게 큰 장애물이다. 화면을 보면서도 머리와 눈은 제각각 다른 스토리를 따라가게 된다. 프로그램을 보면서 기억이 부분 부분 지워지거나, 단시간에 너무 많은 내용을 기억하지 못하거나, 전체적인 구도를 이해하지 못하는 것 같다. 스크린을 쳐다보면서도 지금 무엇을 보고 있는지 헷갈릴 때가 많고, 텔레비전에 나오는 사람들의 이야기가 너무 빠르거나 발음이 분명하지 않거나, 배경의 잡음이나 음악이 이야기와 동시에 진행되면 음악도, 이야기도, 스토리도 모두 잊어버리게 된다. 그녀는 이제 좀 더 보기 편한 야생동물의 세계, 정원 가꾸기, 재택간호 같은 프로그램만 골라서 시청한다. 특히 광고는 나의 시신경과 뇌세포를 고통스럽게 자극하므로 광고가 시작되면 소리를 줄여 버린다. 그러나 눈에 들어오는 영상만으로도 나의 머리는 복잡하게 얽혀 버린다.

6. 이미지와 소리의 혼란

그녀의 기억으로, 1995년이 저물 무렵의 저녁, 여러 사람들과 함께 레스토랑을 찾았다. 나는 마치 이들 곁을 떠나 먼 곳으로 달아나는 듯한 느낌을 받았다. 소리는 점점 멀어지고 주위 사람들의 얼굴에 초점이 맞춰지지 않았다. 귀에서는 계속 웅웅거리는 소리가 울렸고, 집중력은 조금씩 떨어져만 갔다. 그날 이후 나는 시끄러운 레스토랑이나 많은 사람이 모이는 파티는 일체 거절하고, 작은 장소, 조용한 밤, 두세 명의 친구와 만나서 이야기하는 등 나만의 생활방식을 고수하고 있다.

이런 내가 요란한 쇼핑센터를 찾는 것은 자살행위나 다름없다. 쇼핑센터에서 흘러나오는 시끄러운 배경음악과 금전등록기 여닫는 소리, 사람들의 대화 소리, 어린아이들 울음 소리, 이 모든 것들이 나를 지치게 만든다.

나는 자주 상대방의 첫 번째 말을 놓치고, 문장 나머지 부분의 의미도 놓치는 경우가 많아, 상대가 무슨 말을 했는지 전혀 기억하지 못한다. 전화는 눈앞에 보이는 것도 없고, 이야기가 왜 시작되었는지 알려주는 설명도 없기에 더욱더 이해하기 어렵다. 전화는 말로써 의사소통하기 때문에 보디랭귀지(신체언어)에 의존하는 알츠하이머병 환자에게는 그야말로 고통이 아닐 수 없다.

소란스러운 장소에 가면 감각이 평소보다 훨씬 저하된다. 마치 상황을 제대로 분석할 자동제어장치가 뇌 속에서 떨어져 나간 느낌이다. 그렇기 때문에 주위에서 일어나는 일들을 제대로 판단할 수 없고, 어떤 상황인지 인식하지 못하며, 그때마다 혼란을 일으킨다. 마치 내 자신이 자동차의 깜빡이처럼 쉴 새 없이 온오프를 계속하는 것과 비슷하다고나 할까.

"나 좀 조용한 곳으로 데려가 줘. 잠시 동안 아무 생각도 하지 않고 멍하니 하늘 좀 보게"

알츠하이머병 환자가 멍하니 무언가를 바라보는 이유는 너무도 많은 자극에 두뇌가 지쳤기 때문이다. 너무 많은 것을 받아들여 정작 중요한 것을 생각해 내지 못하는 데 따른 일종의 자괴감이라고 해도 좋을 것이다. 시각이든, 청각이든, 너무 많은 자극들은 주위의 바람과는 달리 오히려 역효과가 날 수 있음을 명심하기 바란다.

7. 뒤얽히는 말과 글

그녀의 기억으로, 언젠가 어린시절 팔이 부러졌던 이야기를 했을 때 딸이 말머리를 자르며 물었다. "엄마 그때 몇 살이었지?" 순간 내가 대답하기를 "네 시 반이었어." 나는 왜 내가 이런 기초적인 의사소통에 어려움을 겪는지에 대해 분명하게 답하지 못한다.

나는 알츠하이머병 환자가 서둘러야 된다는 재촉을 받거나, 시중을 들어 달라는 요구를 받았을 때 몹시 **폭력적**으로 변하는 까닭을 이해할 수 있다. 이는 단순히 "**나는 이것을 하고 싶지 않다**"는 말이 생각나지 않기 때문이며, 그리고 왜 싫은가를 표현할 수 없는 데에서 나오는 불만의 표출이라고 이해하면 된다.

어느 날 갑자기 이야기를 시작하려는데, 머릿속의 단어가 흔적도 없이 사라졌을 때의 황당함을 상상해 보자. 무슨 말을 하고 싶은지는 알겠는데, 정작 뭐라고 표현해야 될지가 떠오르지 않는 것이다. 마음을 가다듬고 천천히 말이 나올 때까지 기다려 보아도 아련한 안개 너머로, 뇌는 여전히 악전고투하며 되는대로 아무 말이나 주워섬긴다. 나의 '질척질척한 당밀 같은 뇌' 어딘가에 언어들이 어지럽게 뒤섞인 느낌이다. 마치 한동안 잘 정리되어 있던 머릿속 언어의 책장이 어느 날 갑자기 바닥에 모조리 쓰러져 말들이 뒤얽힌 느낌. 이렇게 뒤얽힌 책장 사이사이에서 필요한 말들을 그때그때 끄집어 낸다는 것은 경험하지 못한 사람들은 감히 상상도 할 수 없는 고통일 뿐이다.

쓰기 역시 이와 비슷하다. 짧은 메모를 천천히 조심스럽게 써도 나중에 살펴보면 몇 개의 문자가 빠져 있거나 묘한 모양의 글자가 섞여 있기 일쑤이다. 머리와 손에 대체 무슨 일이 일어나고 있는 것일까? 왜 컴퓨터로는 칠 수 있는데 직접 쓰려면 서너 마디 문장도 글씨를 처음 배우는 어린아이처럼 힘들기만 한 것일까? 컴퓨터로 쓰는 편이 훨씬 쉬운 까닭은 컴퓨터는 한번 키를 누르는 것만으로 글자가 만들어지므로 그 모양을 외우고 있지 않아도 되며 도움이 되는 맞춤법 체크도 있고, 수정과 삽입이 언제든지 가능하기 때문이다. 그래도 right나 wright 중 무엇을 써야 되는지, 또 there와 their 중 무엇이 맞는 표현인지를 생각해 내는 것은 어렵다.

나는 아주 천천히 말해야 하며, 남의 말을 이해하면서 동시에 내가 할 말을 생각해 내지 못한다. 머릿속이 끈적끈적한 꿀물을 부어 놓은 웅덩이처럼 나의 사고를 가로막고 있는 것이다. 어떤 날은 너무 피곤하여 마치 테이프가 끊어진 장난감처럼 축 늘어져 있기만 한다. 언젠가 이런 내 모습을 보고, 내 딸은 이렇게 말했다. "엄마가 로봇 같아. 더 이상 이야기하지마"

8. 생활의 필수품

그녀의 고백으로, 약을 넣은 상자는 복용시간에 맞춰 알람이 설정되어 있지만, 간혹 약상자를 어디에 두었는지 몰라 알람 소리를 듣고서도 약을 먹지 못하는 경우가 있다. 내가 알람 소리를 들으려고 주의를 기울이면 소리를 쉽게 들을 수 있지만, 주위의 잡음으로 그 소리를 분간하지 못하는 것이다.

일기장도 없어서는 안 될 중요한 물건이다. 나는 하루에도 몇 번씩 일기장을 꺼내 오늘이 어떤 날인지 또 무엇을 해야 하는지 확인하는 습관이 있다. 일상적으로 정해진 공식이 나처럼 알츠하이머병을 앓는 환자들에겐 매우 중요하다. 나는 그 주에 해야 할 모든 일을 미리 정해 둘 뿐 아니라 물건을 놓아두는 장소도 항상 일정하게 관리해야 한다. 만약 어떤 물건이 언제나 놓여 있던 장소에 없으면 그 물건을 다시 찾기는 거의 불가능하다.

그래서 나는 이런 사항을 미리 염두에 두고 '**두뇌체조**'를 게을리하지 않고 있다. 전문가의 말에 의하면 뇌를 활성화시키기 위하여 두뇌체조가 매우 중요하다고 한다. 인간의 뇌세포는 여러 가지 일을 하려고 계속 도전하는 한, 손상을 보충하려는 새로운 횡적연계를 지속할 수 있으며 이 같은 횡적연계에 가장 좋은 방법이 바로 '두뇌체조'이다. 이 두뇌체조는 뇌세포가 늘 준비 상태로 대기할 수 있도록 도울 뿐만 아니라, 손상 받은 뇌세포와 정상세포 간의 통로를 확장시키는 역할을 담당한다. 독서 중 주요 등장인물과 장소, 상황에 대하여 메모하는 것으로 두뇌체조를 시작했다. 이렇게 하면 책을 다시 들었을 때 언제든지 복습할 수 있다.

조용히 앉아서 '개나 고양이 등'을 쓰다듬으로써 마음을 가라앉혀 주고, 많은 것을 한꺼번에 하려는 생각을 버리도록 도와주게 된다. **'뇌의 휴식 시간'** 을 만들어 줄 수도 있다. 또한 시끄러운 쇼핑센터, 공항 같은 잡음이 있는 장소에 가게 될 때마다 '귀마개'를 함으로써 주위의 소음으로부터 보호하는 것이다. 활주로 위의 비행기나 트럭을 마치 깊은 바다로 뛰어든 다이버라고 느끼면서 열대어를 감상하듯 조용히 바라볼 수 있게 된다.

만일 지금 나에게 무엇이 가장 중요하냐고 묻는다면, 치매약 '타크린'과 '두뇌체조'라고 대답할 수 있겠다. 이들은 나를 계속 활동하게 만드는 힘이며, 나의 뇌가 움직이도록 도와주고 병의 진행을 지연시켜 주는 친구들이다.

9. 자꾸만 낯설어지는 현실

1997년 4월 크리스틴은 마침내 운전을 일상에서 지워 버렸다. 차를 몰고

나가면 운전 때문에 스트레스를 너무 많이 받아 몇 시간씩 꼼짝도 할 수 없었기 때문이다. 아무래도 운전은 복잡해진 뇌를 계속 자극하는 것 같다. 운전을 하다가 도로공사 표지판을 만나면 제대로 나아가지 못할 뿐더러 꼼짝없이 길가에 서 있어야만 했다.

운전 외에도 이상한 경험을 자주하곤 한다. 간혹 걷다가 내 발에 걸려 비틀거리곤 하는데 대체 왜 이런지 그 이유를 모르겠다. 계단을 올라가든, 평탄한 길을 걷든, 길을 걸을 때는 그 행위에 정신을 집중시킬 필요가 있다. 그러나 누군가와 함께 걸으며 이야기를 나누다 보면 걷는 데에도 집중할 수 없고, 이야기하는 데에도 집중할 수 없다. 그러다가 결국은 내 발이 나를 넘어뜨리는 것이다. 지금의 나는 대화와 계단 오르기를 동시에 할 수 없고, 껌을 씹으며 걷는 것도 불가능한 처지이다.

두 가지 이상의 행동이 어려워지면서 감정 조절도 되지 않는다. 가끔 이유도 없이 눈물이 흐르곤 하는데 내 마음 속 한구석이 텅 빈 것처럼 서러워질 때가 있다. 딸들은 이런 나의 모습을 무척 낯설어 한다. 전보다 흥분하지 않고 오히려 약간 단조로워진 감정을 처리하는 데에도 너무 많은 에너지가 소모된다. 전에는 자연스럽게 나오던 반응도 지금은 상황을 이해한 후 어떻게 반응해야 되는가를 일일이 생각해야만 한다. 인간의 본능인 반응마저 정신적인 노력이 필요한 처지가 되었다.

때로는 좋은 냄새가 풍기거나, 역겨운 냄새가 내 주변에서 진동하기도 하는데 실제로 주위를 살펴보면 냄새를 풍길 만한 요인이 없다. 후각이 반응할 이유가 없음에도 나는 냄새를 맡는 것이다. 내가 생각해도 기묘한 일이어서 무척 당황스럽다. 또 가끔은 어떤 냄새를 통해 예전의 기억을 떠올리기도 하는데 그것은 아마도 나의 뇌가 냄새를 통해 당시의 상황을 기억했기 때문일 것이다.

10. 환각과 환청, 두려운 변화들

그녀의 고백으로, 영화의 예고편을 감상하듯 가끔씩 앞으로 내가 겪게 될 두려운 변화들을 경험하곤 한다. 잠이 오지 않아 밤새도록 뒤척이고 있는데 누군가 나를 일으키는 것 같았다. 말을 하고 싶었지만 턱이 움직이질 않았다. 두려운 것은 그것이 꿈이 아니라 현실이라는 것이었다. 눈만 뜨면 이 악몽에서 벗어날 수 있다는 생각조차 들지 않았다. 왜냐하면 눈을 뜨고 있었기 때문이다. 조제해 준 약의 부작용이라고 여겨 복용하던 약을 중단했지만, 똑같은 현상이 일어나곤 했다. 환청과 환각으로 밤마다 녹초가 되었다. 밤이 무서워졌고, 시간이 지날수록 몸은 더욱 더 쇠약해졌다. 나의 뇌가 앞으로 어떤 일을 겪게 될지는 아무도 모른다. 그러나 다행인 것은 내게는 신앙의 힘이 있다는 것이다. 그 마저도 없었다면 나는 분명 악몽의 시간을 버텨내지 못했을 것이다.

11. 이제 어디로 가야 하는가?

그녀의 생각으로, 한 가지 깨달은 것은 많은 사람들이 잘못된 방법으로 병세를 악화시키고 있다는 점이었다. 실제로 많은 사람들이 '**대체요법**'을 권하기도 하고 질문하는 내용이 많았다. 그러나 이들은 알츠하이머병의 원인과 영향 그리고 진행에 대하여 터무니없는 오해를 하고 있었다. 따라서 함부로 대체의학에 기대는 것은 병을 심각하게 왜곡시킬 수 있음을 상기해야 한다.

기도가 끝난 후 나는 확실히 원하던 것을 얻었다. 지금도 '기쁨의 꿈'이라고 부르는 잊혀지지 않는 놀라운 꿈을 꾼 것이다. 지금도 나는 자신 있게 말할 수 있다. 나는 정신적으로, 감정적으로 전보다 훨씬 좋아졌고, 지금도 치유를 경험하고 있다고. 어쩌면 신체적으로도 치유되고 있는 중인지 모른다. 암과 달리 이 병이 가벼워지거나 좋아졌다는 이야기를 들어 본 적이 없으므로 만약 내가 회복된다면 기적이 될 것이다. 물론 가능한 일이 아닐 수도 있다. 그러나 내가 이 모든 변화를 의심하지 않는 한 가지 이유는 희망이야말로 가장 좋은 약이라는 사실을 깨달았기 때문이다.

매일 2000 IU의 비타민 E, 2400mg의 레시틴, 1g의 비타민 C를 복용하고 있다. 그러나 무엇보다 하나님을 신뢰하는 믿음을 가장 중요하게 여기는 데에는 변함이 없다.

12. 차라리 암이었더라면 좋았을 걸

그녀는 고백하기를, 알츠하이머병과 함께 산다는 것은 본인보다 가족에게 더 잔인한 일이다. 뇌가 서서히 소멸되면서 '**본래의 나**'는 점차 사라진다. 정작 자신은 이 같은 변화를 감지하지 못하지만, 주변에서 지켜보는 가족들은 사랑하는 사람의 변화에 상처를 받게 된다. 언젠가 나는 내가 누구인지도 잊게 되고, 내 딸이 누구인지 모르게 되고, 친구에게 인사도 하지 못하게 될 것이다. 외롭고 두려운 일이다.

암환자에게는 가끔씩 회복의 기회가 주어지기도 하지만, 알츠하이머병이란 진단을 받았다가 회복된 사람을 나는 아직까지 만나보지 못했다.

나는 어쩔 수 없이 알츠하이머병과 함께 죽음을 향해 걷고 있다. 비교적 천천히 진행되지만 그렇다고 돌이킬 수는 없다. 조금씩 진행되는 죽음이며, 친구나 친척들을 매일, 매주, 매월, 매년 조금씩 잃고 있다. 그리고 이렇게 천천히 병이 진행되는 가운데 주변 사람들은 가족의 변화에 익숙해지고 환자 본인은 작아진 뇌에 담을 수 있는 기억만을 가지고 이 세상과 작별하게 될 것이다.

나는 앞으로 주위 사람들에게 고통과 슬픔을 가져다줄 수밖에 없다. 내가 조금씩 사라져가고 날마다 다른 누군가로 변해 가는 과정을 지켜보는 것은 괴로운 일이다.

나는 예전과 달리 성격이 직설적으로 변하고 있으며, 생각의 흐름은 더욱 느려지고 있다. 일찍이 나의 자랑이었던 활기와 낙천적인 성격과 새로운 변화에 대한 정열과 욕구도 모두 사라져 버렸다. 지금의 나는 마치 예전의 내가 슬로모션으로 진행되는 기분이다. 신체적인 진행뿐 아니라 정신적인 의미에서의 변화도 포함해서.

물론 이 모든 것이 그저 나쁘다고만 할 수 없다. 덕분에 하루 종일 구름을 쳐다보고 나무 이파리와 꽃을 관찰하는 데 필요한 여유를 얻었다. 잃은 만큼 마음의 공간이 넓어졌다고나 할까?

13. 죽음에 이르는 병

그녀의 경험으로, 알츠하이머병 초기 단계에 나타나는 증상과 변화는 소리 없이 진행된다. 행동과 생활패턴이 자신도 모르는 사이에 미묘하게 변화되기 시작한다. 모든 일에 쉽게 스트레스를 느끼고 이 같은 스트레스가 질병을 악화시키는 악순환이 되풀이된다. 발병 초기에 진단을 확인한 것은 그나마 불행 중 다행이라고 할 수 있다.

알츠하이머병 환자의 대부분이 골치 아픈 상황은 되도록 피하려 하기 때문에 질병 초기부터 중기 단계 이후에는 타인과의 교제는 물론이고 가족과 함께 보내는 시간도 부담스러워한다. 일상적인 대화나 아이들과의 놀이, 어디선가 들려오는 음악…, 이 모든 것들이 알츠하이머병 환자에겐 고통스럽기만 한데 이는 뇌가 주위의 소리와 광경에 의미를 부여하고 정리하는 것을 힘들어하기 때문이다. 알츠하이머병 환자들이 항상 자신들을 이해하고 변화에 귀 기울이는 가족과 친구들의 도움을 필요로 하는 것은 아니다. **오히려 사실은 그렇지 않을 때가 더 많다.**

  알츠하이머병 환자들을 '정상적인' 사람과 똑같이 대해야 하는 것일까? 아니면 보이지 않는 사람을 대하는 듯(물론 너무 노골적이지 않게)해야 하는 것일까? 병에 대해서 본인이 아니라 '간호하는 사람'과 이야기를 해야 하는 것일까? 이 모든 것들이 환자를 부담스럽게 하는 타인들의 시선이다.

  그러나 정작 이들보다 더욱 힘겨운 사람은 병을 앓는 환자들이며 이전의 자신으로 돌아갈 수 없는 것도 환자들 자신이다. 내가 얼마나 나쁜 상태인가를 어렴풋이 알고는 있지만, 아무리 생각해도 내가 누구인지를 떠올릴 수 없고 감정과 자신을 표현하는 능력을 완전히 상실하게 된다. 환자는 가능한 모든 지원과 도움을 필요로 하고 있다. 다만 표현할 수 없을 뿐이다. 가족이나 친구 중 누군가 알츠하이머병을 앓게 된다면 이를 숨기려 하지 말고, 예전처럼 환자를 동료나 친지로 인정하고 아직 살아 있다는 사실을 체험할 수 있도록 도와주기 바란다. 당신들의 온전한 기억력과 능력, 그리고 인내심을 변함없이 유지해 주시기를 간곡히 부탁드린다.

  앞으로도 죽음에 이르는 알츠하이머병에 대한 사회적 인식을 꾸준히 유지하고 이 병에 대한 주변 사람들의 대처방법을 숙지시킬 필요가 있다. 이뿐만 아니라 간호하는 분들에 대한 지원(공감과 실제적인 원조)을 확대하고,

생각하는 능력과 신체적 활동 능력을 잃고 자기 자신을 이끌어갈 수 없게 된 환자들을 편견에서 해방시켜 줄 필요가 있다. 환자들 또한 치매에 걸렸다는 사실을 부끄러워하지 말고 새롭게 개발된 약을 적극적으로 복용하고 자신에게 일어나는 변화에 좀 더 능동적으로 대처하는 마음의 자세를 가져야 한다.

병이 초기 단계를 거쳐 중증 증세를 보이기 시작하면, 간호하는 사람은 전보다 두세 배의 수고를 베풀어야 한다. 그러므로 감정적으로도, 신체적으로도, 또한 정신적으로도 최대한의 지원이 절실해진다. 그리고 마지막 후기 단계에서 환자들이 필요로 하는 것은 적절하게 주어지는 신체적인 보살핌과 감정적, 정신적 욕구에 대한 주변 사람들의 이해와 사랑이라는 점을 기억하기 바란다.

물론 이 병의 초기 단계부터 환자들은 다른 사람에게 기댈 수밖에 없다. 아는 바와 같이 치료되지도 않고, 치료법도 없으며, 희망도 없다. 자신이 왜 이런 상태에 이른 것조차 모르고, 가족과 친지에 대한 기억조차 잊어버린 채 죽게 된다.

불치의 치매로 확진되는 알츠하이머병은 분명 단 몇 년 사이에 모든 정상적인 기능을 잃게 되는 무서운 질병이다. 언제 무엇이 일어나는지 알 수 없는 것보다 두려운 사실은 내가 어느 정도 변했는지를 이야기해 주는 사람이 주위에 없다는 **고립감**이다.

14. 알츠하이머병 환자로 산다는 것

크리스틴은 치매 이전의 일상적인 생활 속에서 저지르던 작은 실수들과 요즈음 내가 보이는 이상한 행동이 결코 비슷한 것이 아니라는 점을 잘 알고 있다. 지금은 머릿속에 안개처럼 기분 나쁜 물질들이 잔뜩 들러붙어 무엇인가를 생각해 내려고 노력할 때마다 엄청난 인내와 시간을 요구한다. 피나는 노력을 기울이지 않으면 언제든 일을 그르칠 수 있다. '정상적인' 사람들이라면 특정한 행동과 말을 하기 위해 나처럼 많은 수고를 반복하지는 않는다. 지치지 않도록 충분히 휴식을 취하고 정신을 차리기 위해 긴장의 끈을 놓치지만 않는다면, 나도 정상인과 별반 차이가 없는 외형을 꾸밀 수 있다. 하지만 마음은 마치 손톱을 세워 절벽에 매달린 것 같은 절박한 심정이다. 지금 이 짧은 시간을 유지하기 위해 나는 내 모든 능력을 바쳐야만 한다. 단 한순간이라도 나 자신에 대한 조절능력을 잃으면 모든 것이 끝장이기 때문이다.

세간에는 알츠하이머병에 대한 오해가 많다. 알츠하이머병으로 죽는 일은 없다든지, 노인들만 걸리는 병이라든지, 또 이름이나 얼굴을 잊어버리는 게 전부라고 생각하는 사람들도 있다. 나는 알츠하이머병에 걸렸지만 이름과 장소, 얼굴을 기억하는 데에 그다지 어려움을 겪지 않는다. 실제로 나의 기억력에 놀라는 사람들도 많다. 다만, 그 기억이 과거에 한정되어 있을 뿐이다. 최근에 발생한 사건을 기억하려면 엄청나게 많은 시간과 노력이 필요하다. 병이 영향을 미치는 부분은 일상적인 생활이며, 문제가 되는 것은 머리의 내부이므로 겉보기에는 여전히 건강하다.

누군가와 함께 보내는 그 짧은 시간을 위해 나는 온갖 수고와 노력을 다 바치는 것이다. 정작 상대방이 돌아간 뒤, 나는 기력이 완전히 소진하여 지쳐 버리기 일쑤다. 눈을 감고 적어도 두세 시간 이상 누워 있지 않으면 회복되지 않는 경우도 많다. 나의 뇌는 너무 오랫동안 활동하면 밤이 되어서도 일상에서의 충격이 계속 남아 쉽게 잠들지 못한다. 내 딸은 이런 나의 모습을 보고 "왠지 엄마가 여기 없는 것만 같아요."라고 말했다.

자식에게 의지해야 하는 엄마

그녀의 느낌으로, 나는 수렁에 빠진 느낌이었다. 언제부턴가 집에서 내가 할 수 있는 일은 제한되어 있었다. 딸의 자존심을 되찾아주고 나의 사랑을 확신시키는 것 외에 아무것도 할 수 없었다. 그런 생각에 빠지면 정말이지 딸들에게 피해를 주고 있다는 생각에 **차라리 빨리 죽고 싶어진다.**

15. 하필이면 왜 나인가요?

그녀의 판단으로, 이제야말로 내가 해야 하는 것이 무엇인지 분명해졌다. 즉 나의 경험을 사람들에게 알리라는 것과 나와 딸들의 경험뿐 아니라, 조금씩 뇌가 줄어들어 마지막에는 죽음에 도달하는 이 신체적인 질병을 많은 사람들이 이해할 수 있도록 설명해야 한다는 것이었다.

죽음이 두려운가?

그녀의 느낌으로, 나는 지금부터 준비해야만 한다. 알츠하이머병은 치료법이 없으므로 의학적으로 확실한 것은 내가 현재 점점 악화되고 있다는 것뿐이다. 지금까지 이 병을 진단받은 사람 중 회복되거나, 좋은 방향으로 진전된 사례는 없고, 잃어버린 능력 중 가장 작은 능력이라도 천천히 돌아온 경우조차 없다. 병의 진행 정도에 따라 사망에 이르는 시간이 조금씩 달라질 수는 있다. 이것이 의학적으로 생각할 수 있는 현실이다.

나에게 한 가지 소망이 있다면 이 세상의 아름다움을 한없이 바라보며 가족과 친구들의 사랑을 영원히 간직하고 싶다는 것이다. 오랫동안 기억할 수는 없겠지만 최대한 오래 간직하고 싶다.

어느 날 문득, 딸들을 알아보지 못하는 날이 오더라도 그들은 여전히 내가 제일 사랑하는 나의 딸들이며, 나는 그들과 함께 지낼 수 있음에 기뻐할 것이다. 딸들에 대한 나의 사랑은 변하지 않는다. 변하는 것은 오직 나 자신의 의식일 뿐이다.

지금까지의 알츠하이머병에 대한 책들은 정상인이 알츠하이머병 환자를 관찰하는 관점에서 환자를 돌보는 간병인을 위해 출판된 책이다. 유감스럽게도 실제로 알츠하이머병을 앓는 환자 당사자는 이미 잊혀진 존재가 되는 것 같아 무척 안타깝다. 아마도 이들은 환자에 대해서는 더 이상 생각할 필요가 없다고 결론지은 듯하며, 마치 신경 쓸 필요없이 먼 곳으로 떠나버린 사람 취급한다. 그래서 나는 무엇보다 **환자의 시점에서 알츠하이머병에 대해 알려야겠다**는 생각을 하게 되었다.

그녀의 경험을 토대로 서술된 글이 알츠하이머병으로 고통받고 있는 사람들과 또 환자의 가족과 친구들, 그리고 환자를 보살피고 있는 사람들의 심정과 그 어려움을 헤아리는 데 도움이 되기를 간절히 바란다.

16. 뇌란 무엇인가? 알아야 할 치매 지식들

크리스틴의 메모 중에는 뇌에 관한 설명이 있다. 약 1.15kg의 분홍빛을 띤 회색 물질로서 호두와 모양이 비슷하며, 두 개의 연결된 반구(半球)로 되어 있다. 이를 평평하게 펴 보면 표면의 면적은 세 배에 달하며, 크게 4뇌구로 구분되어 있다.

- 전두엽(前頭葉)은 뇌의 앞부분에 있으며, 계획하고, 조직하고, 전략을 수집하고, 분류하고, 자기 컨트롤을 하고, 억제하고, 또한 사회적으로 수용되는 행동을 하도록 하는 능력을 담당한다(크리스틴의 증세도 의학적으로 전두측두엽 치매에 가까움).
- 두정엽(頭頂葉)은 다른 각도에서 물체를 인식하고 공간적 인식(어떤 장소에 어떤 물건이 어떻게 놓여 있는가를 인식)과 간단한 계산을 하는 능력을 담당한다.
- 후두엽(後頭葉)은 시각 기능을 담당한다.
- 측두엽(側頭葉)은 사물과 얼굴 등을 기억하고 명령하는 기능과 소리와 언어를 이해하고 의미를 파악하는 기능을 담당한다. 여기에 있는 **해마(海馬)**는 기억의 중추로서 기억을 부호화하고, 저장하고, 검색한다.

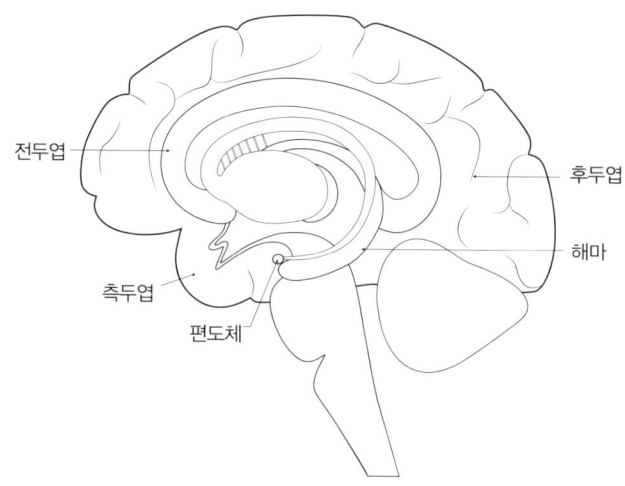

17. 알츠하이머병 환자의 뇌 속에는 무슨 일이 일어나고 있는가?

　기본적으로 알츠하이머병이란, 뇌를 활동케 하는 수백만 개의 신경세포가 갑작스레 파괴되는 현상을 일컫는다. 특히 신경의 첨단과 세포 간 연결부분이 집중적으로 파괴되며 그 결과, 시간이 지날수록 뇌의 여러 기능이 저하된다. 이 같은 파괴는 전두엽, 두정엽, 측두엽(특히 해마)에서 가장 심하게 일어나며, 아래와 같은 행동을 할 수 없게 만든다.

- 계획하고, 조직하고, 분류하는 작업이 불가능해진다.
  몇 개의 블록을 하나의 탑에서 다른 탑으로 옮긴 후 다시 다른 순서로 되돌아오게 하는 간단한 과제마저 어떤 순서로 할지 생각해 내지 못한다.
- 다른 각도에서 사물을 인식하고, 어떤 물건이 어느 장소에 어떻게 놓여졌는가를 인식하지 못한다. 눈에 익지 않은 각도에서 무엇인가를 인지하는 것이 사실상 불가능하다. 정면이 아닌 주변의 시야를 파악하는 것도 힘들다. 재빨리 눈동자를 움직여 주변 사물과 전체적인 시야를 확보하는 것도 힘들다.
- 사물이나 사람의 얼굴을 인식하고, 기억하고, 이름을 붙이고, 소리와 말의 의미를 이해하는 것이 어려워진다. 전화로 무슨 얘기를 했는지, 그리고 누구와 통화했는지 기억하지 못하고, 사물과 사람의 이름을 기억하지 못한다.
- 기억의 기록, 부호화, 저장, 검색이 불가능하다. 예를 들면, 딸이 방금 우유를 사왔다는 사실을 '잊어버린다'. 실은 전혀 기억하지 못하는 것일 수도 있다.

또한 특정 **신경전달물질**을 만드는 신경세포가 파괴되었기 때문에 노인 반점 및 신경원 섬유화가 확산되어 신경세포가 감소할 뿐 아니라, 세포로 신호를 보내야 하는 화학적 메신저도 부족해진다. 이 신경전달물질의 감소로 인해 정보 전달이 어려워진다. 가장 영향을 미치는 신경전달물질은 다음과 같다.

- 아세틸콜린(Acetylcholine)은 알츠하이머병 환자의 뇌에서 약 80%까지 감소한다. 그 때문에 딸이 하는 말에 의하면 "나는 그곳에 없는 것"이나 다름없다. 멍한 자세로 앉아 있기 때문이다.
- 노르아드레날린(Noradrenaline)과 세로토닌(Serotonin)은 일반적으로 젊은 환자가 노년기 발증자보다 빨리 감소한다. 이같은 부족 현상은 수면장애를 일으켜 (쉽게 잠들지 못하는 것은 당연한 현상인 셈이다) 인지 과정에 장애를 가져온다.
- 소마토스타틴(Somatostatin)의 감소는 학습과 감정관리에 영향을 미친다. 아마도 이 때문에 눈물을 자주 흘리며 감정적인 '공백'을 경험하는지도 모른다.

18. 왜 이 같은 뇌손상이 발생하는가?

이에 대한 답은 기본적으로 '**분명하지 않다**'. 바이러스나 염증성 변화 또는 환경의 영향(스트레스, 중독, 항산화를 유발하는 약물복용) 및 유전과 환경과의 상호작용을 밝히는 연구가 진행 중이다. 확실한 것은 알츠하이머병을 일으키는 원인이 하나 이상이라는 사실이다. 그렇기 때문에 답은 그리 간단치 않으며 단순한 민간요법은 원인에 대한 치료를 오히려 불가능하게 만든다. 병을 특정짓는 노인반점과 신경원 섬유변화가 알츠하이머병의 원인인지 결과인지조차 아직 밝혀지지 않았다. 매일 비타민 E(2000 IU)와 항산화약물로 비타민 C(1g), 레시틴(24mg)(레시틴은 뇌세포를 만들 때 사용되는 물질이다)을 복용하는 것이 치매환자에게 어떤 영향을 미치고 손상을 어느 정도 방지하는지 전혀 알 수 없다. 현재의 단계에서는 가설이 있을 뿐, 아무것도 밝혀진 것이 없다.

19. 뇌의 손상이 심해지면 환자에게 어떤 일이 일어나는가?

뇌의 신경세포를 연결하는 회로가 낡아져 못쓰게 되면, 처음에는 다른 회로를 발견하여 정상적인 처리가 가능하다. 하지만 이같은 예비적 능력을 모두 사용하게 되면 인간은 정신장애를 나타내기 시작한다.

손상은 기억에 영향을 미칠 뿐 아니라 인간의 모든 생활, 즉 지성과 상상력, 커뮤니케이션, 감정, 판단, 동기 여부, 행동, 자기통제 등에 영향을 미친다. 최종적으로 뇌의 용량이 감소, 신체기능을 유지하지 못할 정도가 되면 결국 죽음에 이르게 된다. 그러나 내가 가장 두려워하는 것은 죽음이 아니다. 오히려 내가 두려워하는 것은 내 자신의 본질이 붕괴되고 질병 후기에 스스로 나를 깨닫지 못하는 상황에서 사회적으로 수용할 수 없는 행동을 보이게 되고, 이 때문에 내 자신뿐 아니라 가족까지 어려운 처지에 빠뜨리는 것이다.

마지막 단계에서는 배설을 조절하지 못하고 몇 개의 단어만을 사용하여 이야기하거나 걷고, 일어서고, 미소 짓는 것조차 잊어버린다.

20. 알츠하이머병의 3단계와 그 이유

증상의 세 가지 단계에 대한 오스트레일리아의 뉴사우스웨일스주 알츠하이머병협회에서 발간한 안내서가 있다. 이는 정상인이 알츠하이머병 환자의 변화를 관찰하는 관점에서 쓰였다. 이 글은 치매환자들이 왜 기묘하게 보이는가에 대해 설명할 수 있다.

제1단계: 정도가 가벼움, 3~4년간 지속되는 것으로 알려져 있다

크리스틴은 사람들이 치매환자를 대할 때 참을성 있게 기다려 주고 내색하지는 않더라도 동정심을 가지고 대해 주기를 바란다. 규칙적으로 타크린을 복용하고, 또한 충분한 휴식을 취하고, 컨디션이 좋을 때 아래와 같은 단계를 보인다.

- 무관심해지고 생기를 잃는다.
  주위에서 일어나는 일들에 따라가지 못하며, 무슨 일이 일어나고 있는지 제대로 이해하지 못하기 때문에 혹시나 바보같은 말이나, 행동을 하는 것은 아닌지 염려한다.
- 취미와 활동에 흥미를 잃는다.
  이는 피로 때문이다. 지금까지 간단히 할 수 있었던 일도 지금보다 더 열심히 뇌를 움직여야 하기 때문에 큰 부담이 된다.

- 새로운 일을 하기 싫어한다.

  일단 새로운 것을 배우는 것을 매우 힘들어 한다. 배우고 싶어도 몇 번씩 반복해야 하기 때문에 괜히 주변의 사람들을 번거롭게 만드는 것 같다. 아예 시도조차 하지 않으려 한다.

- 변화를 따라가지 못한다.

  사물을 처리하는 능력이 잔존하는 뇌 속에서 거의 사라졌다. 예전의 기억도 붙들지 못하는 상황에서 새로운 변화를 기억한다는 것은 혼란스럽게 할 뿐이다.

- 결단이나 계획을 하지 못한다.

  하나의 결단을 내리기 위해서는 마음 속에서 여러 가지 생각을 동시에 떠올리고, 판단하고, 결정해야 한다. 그런데 생각을 기억해 둘 장소가 작아졌기 때문에 이것이 말처럼 쉽지 않다.

- 복잡한 상황을 이해하는 데 오랜 시간이 걸린다.

  결단할 때와 마찬가지로, 기억하는 능력이 없어졌기 때문에 복잡한 생각을 받아들여 한곳으로 모으지 못한다. 흩어진 정보를 이해하는 일은 당연히 불가능하다.

- 물건을 어디에 두었는지 잊어버리고 남들이 훔쳐갔다고 우긴다.

  최근에 일어난 일을 거의 기억하지 못하므로 어떤 장소에 어떤 물건을 두었는지 생각해 내지 못하는 경우가 많다. 때문에 다른 사람이 그 물건을 가져갔거나 빌려갔거나, 아니면 다른 장소에 그 물건을 두었다는 세 가지 가능성 중 한 가지를 선택할 수밖에 없다.

- 자기중심적이 되며, 타인이나 타인의 감정에 무관심해진다.

  우리가 뇌를 활동시키는 데 소모되는 에너지는 일반인의 몇 배에 달한다. 즉 활동을 지속하는 것만으로도 벅차다. 상대방이 무슨 말을 했는지가 중요한 게 아니라 지금 내가 무슨 말을 하고 있는지가 더 중요한 것이 된다. 이런 상황에서 상대방의 감정까지 염두에 두는 것은 스트레스가 될 수밖에 없다.

- 최근에 일어난 일을 쉽게 잊는다.

그녀의 경험으로, 우리는 무엇인가를 기억하기 위해 엄청난 노력을 기울인다. 아마도 우리가 기억하지 못하는 이유는 저장할 공간이 사라졌기 때문일 것이다.

- 같은 것을 반복해 말하거나, 생각하는 방법을 잊어버리기 쉽다.

방금 말한 것조차 완전히 잊어버리기 일쑤이다. '이런 이야기를 했었던가요?'라고 묻는 일이 잦아지는데, 금이 간 레코드와 비슷하다고 생각하면 된다. 내가 한 말을 기억하는 것도 벅차다. 이같은 노력을 잠시라도 게을리하게 되면 마치 정신나간 사람처럼 혼자 중얼거리게 된다.

- 어떤 일에 실패하면 조바심을 내고 화를 자주 낸다.

우리는 나 자신이 달라졌다는 것을 알고 있다. 그래서 다시 예전의 모습을 되찾기 위해 필사적으로 노력하게 된다. 다만 능력이 떨어졌다는 것을 인정하지 못한 채, 무엇인가 시도했다가 실패하면 남들처럼 웃어넘기는 여유를 갖지 못한다.

- 잘 알고 있는 것만 찾으며 낯선 곳은 피한다.

새로운 것은 무엇이든 간에 많은 노력을 소모해야 하므로 정신적으로 금세 지쳐버린다. 그리고 누군가 새로운 일을 해 보도록 종용하면 걱정부터 하게 된다.

제2단계: 중간 정도(2~10년간 지속되는 것으로 알려져 있다)

그녀는 주장하기를, 우리는 더욱 많은 인내와 더불어 여러 가지 지원을 필요로 하게 되지만, 우리가 할 수 있는 일마저도 할 수 없다고 속단하는 일이 없기를 바란다. 많이 지치거나 타크린 복용을 잊어버렸을 때 나는 아래와 같은 단계를 보인다.

- 일에는 지원과 감독이 필요하다. 빨리 혼란을 느끼게 되어 지금까지 잘 알고 있던 것마저 기억해 내지 못하는 경우가 자주 생긴다.
- 최근에 일어난 일을 쉽게 잊어버린다. 먼 과거의 기억은 대체로 잘 기억하고 있으나 세밀한 내용은 잊어버리는 경우가 많고 혼란을 겪는 경우도 많다. 새롭게 기억하는 것은 어렵지만 오래된 기억은 아직 많이 남아 있으며 주위에서 일어난 여러 가지 일을 계기로 과거의 기억을 환기시킬 수도 있다. 따라서 과거의 일을 이야기하는 편이 현재의 일을 이야기하는 것보다 훨씬 편하다. 현재 일어나고 있는 것을 이해한다는 것은 알츠하이머병 환자들에게는 쉬운 일이 아니다.
- 시간과 장소, 그리고 하루라는 시간에 대해 혼란을 느낀다. 한밤 중에 물건을 사러 나갈지도 모른다. 오늘이 몇 년, 몇 월, 며칠인가를 생각해 내기 위해 하루에도 몇 번씩 일기장을 열어 봐야 한다. 전에는 무엇을 생각하는지 곧 이해할 수 있었고, 자동적으로 알고 있었던 일이다. 그러나 지금은 일상의 기억을 간직해 둘 장소가 없어졌기 때문에 이런 것들을 마음에 담아두는 데 상당한 노력을 기울여야 한다.
- 잘 모르는 환경과 맞닥뜨리면 당황한다. 잘 알지 못하는 장소에서 곧잘 방황하고 제대로 대처하지 못한다. 어느 쪽에서 왔는지 기억할 수 없을

만큼, 어떤 장소를 이해하기 위해서는 그동안 일어났던 일들을 모두 기억하고 있어야 한다.

- 친구나 가족의 이름을 잊어버리고 가족 중 한 사람을 다른 사람으로 착각한다. 상대가 누구인지는 알지만 상대의 이름이 자동적으로 떠오르지 않는다. 혹은 이름을 떠올리는 데 오랜 시간이 걸리기도 한다. 상대를 가리키는 표시가 확인되지 않으면 이름을 혼동한다. 하지만 알츠하이머 환자에게 상대방의 이름보다 중요한 것은, 그를 알고 있다는 사실이다.

- 불 위에 올려놓은 냄비나 주전자를 잊어버린다. 이처럼 계속해서 새로 들어오는 모든 정보를 우리 머릿속에 담아두지 못한다. 때문에 한 가지 일만 하며, 혼란을 겪게 될 만한 상황을 피하려고 노력한다. 만약 그릴에서 저녁요리를 하고 있을 때 동시에 무엇인가를 불 위에 올려놓거나 누군가와 이야기하면, 세 가지 모두를 한꺼번에 잊어버릴 수 있기 때문이다.

- 저녁에 길을 배회하는 횟수가 많아지고 때로는 완전히 길을 잃어버리기도 한다.

- 부적절한 행동을 한다. 이를테면 잠옷바람으로 밖을 나간다. 그리고 이런 행동을 하게 될까 봐 정말 두렵다. 본인이 지금 어디에 있는지, 누구와 있는지, 무엇을 하려던 것인지를 잊어버리는 수가 있기 때문에 항상 조심해야 한다.

- 그곳에 없는 물건을 보거나 듣는다. 갑자기 비가 내리는 소리를 듣고, 배수관이 터져 마당에 물이 넘치는 것 같다. 잡음을 구별하는 것은 결코 쉬운 일이 아니다. 또 어떤 소리를 들었을 때 그것이 무엇인지를 알기 위해 많은 노력을 기울여야 한다.

- 반복하는 일들이 많아진다. 물론 그런 일은 자주 발생한다. 방금 말한 것도 금방 잊어버린다.

- 집에서는 안심하지만, 남의 집을 방문하는 일은 피하게 된다. 여러 가지 소리와 광경에 둘러싸여 대화를 나누거나 질문에 대답하지 않으면 안 되는 환경은 무척 긴장되기 때문에 피하지 않는 한 안심이 되지 않는다. 신체적인 문제가 아니라 정신적으로 지쳐 버리는 것이다.
- 위생이나 식사에 무관심해진다(목욕이나 식사를 하지 않고도 했다고 우긴다). 우리에겐 행동하기 위한 계기가 필요하다. 왜냐하면 모든 일을 자연스럽게 할 수 없기 때문인데, 이를테면 배가 고프다는 사실도 무슨 이유에서인지 전처럼 잘 깨닫지 못한다. 특히 혼자 있을 때는 점심식사를 했는지 안 했는지를 생각해 내는 데 특별한 노력이 필요해진다. 점심을 먹지 않고도 먹었다고 말하는 것은 점심 먹는 것을 잊었다고 말하는 것이 창피하기 때문이다. 먹고도 먹지 않았다고 주장하는 것도 같은 이유다. 만일 샤워하는 것을 잊어버렸다면 냄새로 알 수 있을 것이고, 실제로 몇 번은 그랬는지도 모른다.
- 금방 화를 내거나, 혼란을 겪거나 고민하게 된다. 비난을 받거나, 타인이 나에게 화를 내더라도 제대로 대처할 만한 정신적인 활력을 끌어 모을 수가 없다. 정신력의 원천이 얼마 남아 있지 않기 때문에 이전의 나보다 감정적으로 대처하는 경우가 많다.

제3단계: 중증(3년 또는 그 이상 지속된다)

죽을 때까지 전반적인 보살핌을 요구하게 된다. 다행히 크리스틴은 아직 이 단계에 이르지 않고 있으므로 환자들의 견해를 어떤 식으로 전해야 되는지 알지 못한다. 그러나 예를 들어 볼 수는 있다.

- 2, 3분 전에 식사를 하고도 전혀 기억하지 못한다.
- 이해하고 이야기하는 능력을 잃어버린다.
- 대소변을 참지 못한다.
- 친구와 친척의 얼굴을 알아보지 못한다.
- 식사, 샤워, 배설, 옷을 갈아입는 데도 도움이 필요해진다.
- 제대로 옷을 벗지 못한다.
- 밤이 되면 불안해한다.
- 침착하게 행동하지 못한다. 이미 오래전에 죽은 친척을 찾을 수도 있다.
- 공격적인 성향을 나타낸다. 특히 위협받거나 공격받을 때 이같은 변화가 심해진다.
- 걷는 것이 곤란해지며 휠체어에 의존하게 된다.
- 마지막으로 전혀 움직이지 못하게 되어 누워 지내며 최후의 몇 주일, 몇 달을 의식없이 지내다가 죽음을 맞게 된다.

21. 미지의 세계를 여행하는 용사와 같이

  사람들은 가족 누군가가 치매를 앓고 있다고 하면 이에 대한 부정, 분노 그리고 슬픔을 먼저 떠올린다. 그러나 이를 잘 극복하고 행복한 생활을 꾸려 가는 가족도 많다. 그 힘은 사랑에서 나온다.

  크리스틴을 비롯한 치매환자들은 한 방향으로만 진행하는, 그래서 한번 떠나면 다시 출발한 곳으로 되돌아올 수 없는 우주선을 타고, 미지의 우주를 향해 여행하는 용사와 같다. 지구에 남아 있는 사람들은 결코 볼 수 없는 많은 것들을, 외롭게 혼자 보고 느끼면서 지구에 남아 있는 우리들에게 전

송해 주는 것이다. 이들의 여행이 언제까지 지속될지는 아무도 모른다. 그녀가 남긴 전송기록은 나중에 출발하는 사람들에게 이정표가 되어, 그들의 외로움이나 두려움을 줄이는 역할을 할 것이다.

그녀의 비범함을 세 가지로 정리해 보면, 첫 번째는 그녀의 뛰어난 정신적 능력이다. 두 번째는 조기진단을 받고 일찌감치 치매약을 복용해 왔다는 것이다. 세 번째는 종교의 힘이다. 알츠하이머병을 진단받을 당시 그녀는 폭력을 행사하는 남편과 이혼한 직후인데다 세 딸의 부양을 떠안은 여성 가장이었다. 딸의 자살 기도를 지켜보아야 했고, 병으로 직장을 떠나면서 당장 생활비를 걱정해야 하는 처지가 된 것이다. 주변 세계가 무너지는 가운데서도 그녀가 정신적 균형을 잃지 않도록 지탱해 준 것이 바로 신앙이었다.

또 하나, 그녀의 삶을 지탱해 주는 것이 있다. 그녀는 알츠하이머병을 진

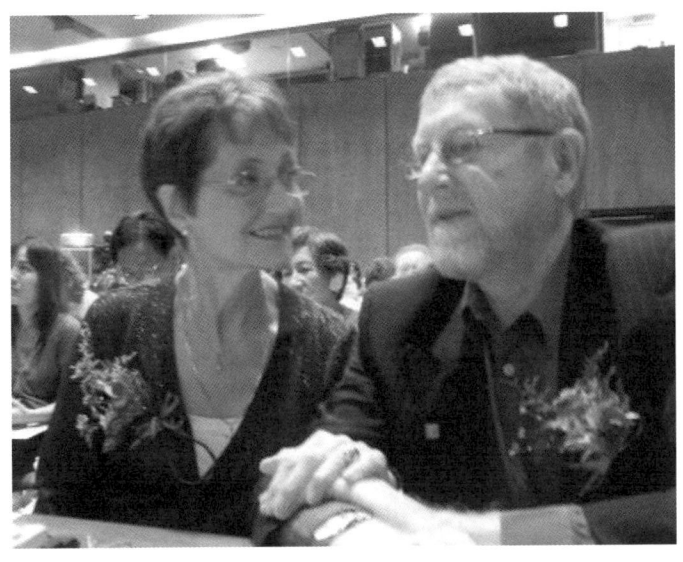

재혼한 남편, 폴 브라이든과 함께 치매학회에서.

단받은 뒤에 재혼을 했다. 새 남편 폴이야 말로 그녀가 '**치매와 함께하는 여정**'에서 중요한 지지자인 것이다. 전직 외교관이었던 폴은 아내가 원하는 일인 치매에 대한 일반인의 편견을 없애고 이해를 넓히는 일에 적극 나서 아내의 든든한 배경이 된 것이다. 그는 오스트레일리아 캔버라에서 알츠하이머병협회 회장을 맡았으며, 몇 년 전에는 국제 알츠하이머병협회 국제회의 의장을 지내기도 했다(김상윤, 2005).

III
하세가와 가즈오 박사의 치매 선언

하세가와 가즈오(長谷川和夫)

1973년 성 마리안나 의과대학에서 교수로 재직
1974년 9가지 질문으로 치매를 측정하는 간이 진단테스트 '하세가와식 치매 스케일' 개발
1994년 100에서 7을 빼 나가는 표준 치매 진단 검사 개발
2017년(88세) 치매 진단을 받고 세상에 공표
2019년 『ボクはやっと認知症のことがわかった』 출간, 한국어판 『나는 치매의사입니다』(2021)
2021년 11월 13일 92세로 사망

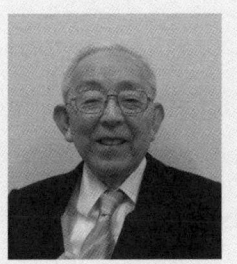

정신과 전문의, 일본 치매 의료의 일인자로 인지증 케어 연구·연수 도쿄센터 명예센터장, 성 마리안나 의과대학 명예교수를 역임하였다. 환자 중심의 케어 이념을 널리 알리고, 치매환자가 안심하는 사회를 만들기 위해 공헌하였다.

"치매에 걸려도 안심하고 살 수 있는 세상,
죽는 날까지 내가 이루고 싶은 것은 그것뿐이다."
"치매일지라도 마음은 살아 있습니다."

1. 이제야 비로소 치매에 대해 알게 되었다

반세기 넘게 치매환자들을 치료하고 연구해 온 하세가와 가즈오는 2017년 10월, 만 88세 때 치매환자가 되었다. 치매는 성인 이후 언어와 지각을 관장하는 뇌에서 기능저하 현상이 일어나 일상생활에 지장을 초래하는 상태를 말한다. 가장 큰 위험인자가 '**노화**'이기에 '**인생 100년 시대**'를 맞이한 요즈음에는 누구나 치매에 걸릴 가능성이 있다.

일본에서는 제2차 세계대전 직후에 태어난 베이비붐 세대가 75세 이상이 되는 2025년에는 고령자 5명 중 한 명 꼴인, 약 700만 명이 치매에 걸릴 것이라는 후생 노동청의 발표도 있었다. 치매에 대한 두려움이 퍼져 있을 때, 하세가와는 본인이 치매에 걸린 사실을 공표하며 "**치매는 누구나 다 마주하는 문제이므로 지나치게 두려워할 필요는 없어요**"라고 전했다.

실제로 치매에 걸리면 증상이 하루 종일 그리고 매일 계속된다고 생각하기 쉽지만, 실상은 그렇지 않다. 하세가와는 아침에 일어났을 때는 컨디션이 무척 좋다가 시간이 지날수록 점점 피로해져 저녁이 되면 머릿속이 하얗게 혼란스러워지는 경험을 했다. 하지만 하룻밤 자고 나면 다시 개운해져 상쾌하고 새로운 자신으로 되살아난다.

즉 그때그때 몸과 마음의 상태에 따라 좋아지기도 하고 나빠지기도 하는 것이다. 그러니 '한 번 걸리면 끝'이라든가 '아무것도 분간하지 못하는 상태'라고 생각하여 특별 취급할 필요가 없다.

치매 증상이 진행되면 자기 자신을 또 다른 내가 보고 있는 듯한 기분이 든다. 이것은 하세가와의 경험이다. 치매라고 해도 모든 사람이 똑같지 않다. 하세가와는 본인의 죽음이 눈앞에 다가올 때까지 치매환자와 환자의 가족이 살아가기에 좋은 세상을 만드는 데 일조하고자 노력하였다.

2. 여러분, 사실은 저도 치매입니다

하세가와는 치매에 걸렸다는 사실을 자각한 후, 더욱 확실하게 알게 된 것이 있었다. 치매는 누구나 걸릴 가능성이 있으며 설령 치매에 걸린다 해도 '**인간**'이라는 사실에는 변함없다는 것, 오늘날과 같은 장수시대에는 누구나 치매를 마주하며 살아가야 한다는 것 그리고 치매에 걸리더라도 평상시의 생활을 그대로 유지하는 게 중요하다는 것이다.

평균수명이 늘어나면 장수하는 사람도 늘어난다. 일본에서 100세 이상 고령자 수는 1963년 겨우 153명이었으나, 2019년 9월 기준 7만 1274명으로 격세지감을 느끼게 한다.

또한 종전 이후의 베이비붐 세대가 75세 이상이 되는 2025년에는 고령자 치매환자 수가 700만 명(65세 이상 인구에 대한 유병률은 약 20%), 다시 말해 고령자 다섯 명당 한 명의 비율로 추계할 수 있다. 80대, 90대로 점점 나이듦에 따라 치매에 걸리는 사람이 증가하는 것은 더 이상 낯선 현상이 아니다. 오히려 100세를 넘어서면 **거의 모두가 치매에 걸린다 해도 과언이 아니다**.

하세가와가 성마리안나 의대 근무하던 시절, 한 선배가 했던 말이 있다. "네 자신이 같은 병에 걸리지 않는 한, 너의 연구는 진짜가 아니야. 인정할 수 없어."라고 말이다. 하세가와는 그 선배에게 말할 수 있게 되었다. "저도 진짜가 되었습니다."라고.

치매에 걸린 사실을 세상에 알린 이유

치매를 앓는 사람은 슬프고, 괴롭고, 안타까운 마음을 품고 매일매일을 살아가고 있다. "**괜찮아요. 우리가 곁에 있으니까 안심하세요.**" 이런 메시지를 전해 주는 존재가 곁에 있으면 치매에 걸리더라도 든든하고 마음이 놓일 수 있다.

  치매를 스스로 밝힌 이유를 한층 더 파고들면 '나 자신이 더욱더 잘 살고 싶어서'일 것이다. 살아 있는 동안 타인과 사회에 조금이라도 보탬이 되고 싶었고, 치매를 있는 그대로 알려주는 일이야말로 그가 여생을 살아가는 이유였다.

3. 치매 = 끝이 아닙니다

  하세가와의 병명은 '은친화과립성 치매'(argyrophilic grain dementia)로 판명되었다. 80대 이상의 고령기에 나타나기 쉽고, 진행 속도가 느린 타입이다. 건망증과 더불어 화를 잘 내게 된다. 뇌의 기억을 관장하는 부위에 '은친화과립'이라는 단백질이 쌓이는 데에서 명명되었다. 기억장애 외의 인지기능 저하는 그다지 두드러지지 않지만 화를 잘 내게 되고 고집이 세지는 경향 외 불안, 초조, 우울증 등의 증상이 나타난다. MRI 검사상 기억을 담당

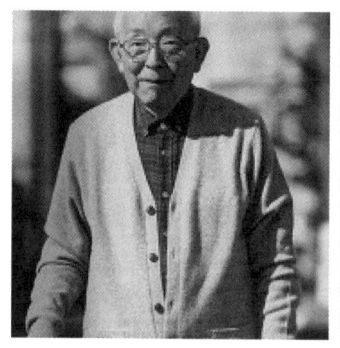

외출중

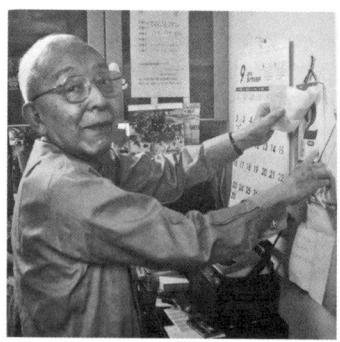

하루씩 뜯어내는 달력을 사용 중

하는 뇌의 해마는 다행히도 아직 위축 현상이 진행되지 않았고, 신경심리 검사 결과도 상당히 좋아 진행 속도가 매우 느릴 수 있다는 결론이 나왔다.

우리는 죽음보다 먼저 치매를 맞게 될지도 모릅니다

아무것도 모르게 되는 병?

세계보건기구(WHO)가 제시한 대표적인 치매의 정의는 '대개 만성 또는 진행성 뇌 질환으로 인해 생기며, 기억, 사고, 지남력, 이해, 계산, 학습, 언어, 판단 등 다양한 고차적인 뇌기능장애가 발생하는 증후군'이다.

4. 치매의 본질은 일상생활 장애입니다

치매환자의 일상생활은 주변 사람들과의 관계에 따라 환자마다 큰 차이를 나타낼 수 있다. 주위 사람들이 치매 당사자와 함께 생활할 때 필요한 지식과 기술을 잘 알고 있으면, 치매 당사자의 상태도 훨씬 더 좋아질 수 있다. 가장 중요한 것은 주위에서 치매 당사자를 그 상태, 그대로 받아들이는 일이다. "**저는 치매입니다.**"라는 말을 들으면 "그래요? 하지만 문제없어요. 우리가 도울 수 있으니 너무 걱정마세요."라고 안심시켜 주면서 상대를 여느 때와 마찬가지로 똑같이 대하는 것이 중요하다. 변함 없는 태도로 대한다는 것은 치매 당사자를 자신과 동등한 '인격체'라고 생각하는 일이다. 눈높이를 같게 하고 **치매 당사자의 입장에 서서** 배려하려는 사람들이 많아졌으면 한다.

5. 대표적인 치매의 종류

기억을 놓치게 되는 알츠하이머형 치매

알츠하이머형 치매는 뇌의 신경세포 바깥에 노인반이라 불리는 이상 구조를 보이게 되는데, 이는 **아밀로이드 베타**라는 단백질이 침착되어 기미처럼 생성된 것이다. 노인반이 생긴 후, 신경세포 속에서는 비정상적인 섬유가 축적된 신경섬유매듭(neurofibrillary tangle)이라는 병리 변화가 나타나고 신경세포가 서서히 죽어 간다. 아밀로이드 베타가 쌓이기 시작한 후부터 10~15년 넘도록 치매는 천천히 진행된다. 다만 아밀로이드 베타가 축적되어도 **치매 증상이 나타나지 않는 사람들도 있다.**

알츠하이머 치매에 걸리면 건망증 같은 기억 장애와 시간과 장소를 알지 못하는 지남력 장애 등 다양한 형태의 인지 장애가 일어나 일상생활에 지장을 초래하게 된다. 시간이 지나면서 서서히 진행되다가 증세가 더 심해지면 스스로 음식을 먹거나 옷을 갈아입는 일 등을 비롯해 의사소통이 거의 되지 않는다. 혼자 앉는 것도 불가능해져서 계속 누워 지내야만 하는 와상(臥像) 상태가 되고, 마침내는 의식을 잃고 혼수상태에 빠져 죽음을 맞이하게 된다. 다만 진행 속도는 개인마다 차이가 있다는 점에 유의해야 한다. 현재 치매를 앓고 있는 사람의 60% 이상이 알츠하이머형 치매이다.

감정기복이 심한 혈관성 치매

과거에 일본을 포함한 동양권에서 가장 많이 보고되었던 유형은 혈관성 치매였다. 혈관 질환을 일으키는 주요 원인은 동맥경화이다. 동맥경화의 위험인자로는 고혈압, 당뇨병, 심질환, 고지혈증, 흡연 등이 있다. 예전에는 짠 음식이 많았기 때문에 혈관성 치매의 발생률이 높았지만, 오늘날에는

생활 습관병 예방에 대한 인식이 높아지면서 혈관성 치매의 예방에 도움이 되고 있다.

혈관성 치매의 증상으로는 기억 장애 외에, 보행 장애가 많이 일어나며, 배뇨 장애가 동시에 나타나기도 하고, 감정을 조절하지 못해 사소한 일에도 금새 울음을 울거나, 화를 내게 되는 '**감정실금**'(emotional incontinence) 현상이 나타난다. 이러한 증상은 여성보다 남성에게 더 두드러진다.

환시 증상, 루이소체형 치매

루이소체는 신경세포에 생기는 특수한 단백질을 가르키는데, 이 단백질이 뇌의 대뇌피질과 뇌간에 많이 쌓이게 되면, 신경세포를 파괴해서 치매 증상을 일으킨다. 대뇌피질은 인간이 무언가를 생각할 때 중추적인 역할을 담당하고, 뇌간은 호흡과 혈액순환 등 사람이 살아가는 데 없어서는 안 되는 필수적인 역할을 담당하는 부분이다. 루이소체는 파킨슨병에서도 나타나기 때문에 루이소체 치매인 사람은 **파킨슨병** 환자와 증상이 비슷할 수 있다. 손발이 떨리고 동작이 느려지며, 근육이 굳고, 신체의 균형을 잡기 어려워진다. 그래서 자주 넘어지기도 한다. 루이소체형 치매의 가장 대표적인 특징은 환시 현상이다. 집 안에 벌레가 있다고 하거나, 모르는 사람이 들어와 있다고 하는 경우이다. 다짜고짜로 부정하거나 비웃지 말고, 이야기를 잘 들어 주는 자세가 중요하다. 루이소체형 치매의 존재를 밝혀낸 인물은 일본의 정신과의사 고사카 겐지 요코하마 시립대 명예교수이다.

사회성 저하: 전두측두형 치매

뇌의 전두엽과 측두엽이 위축되어 혈류 기능이 저하됨에 따라 여러 가지 증상이 생기는 치매이다. 전두엽은 사고와 감정의 표현, 판단을 통제하는 기관으로서 인격과 이성적인 행동, 사회성에 크게 관여한다. 그리고 측두엽은 언어 이해, 청각, 미각뿐만 아니라 기억과 감정을 담당한다. 전두측두형 치매의 특징은 인격의 변화와 상식에서 벗어난 행동을 유발한다는 점이다. 공무원이었던 사람이 남의 가게에서 물건을 훔치는 등, 사회성이 저하되고, 문제가 되는 일들이 많아져서 본인뿐만 아니라 가족도 무척 힘들어진다. 억제 능력이 떨어지고, 똑같은 일을 여러 차례 되풀이하기도 한다. 또한 다른 사람의 의견이나 감정에 공감하지 못하게 되고 감정이입이 불가능해지는 증상이 나타난다. 65세 이하의 연령대에서 비교적 많이 발생하는 것으로 알려져 있다.

6. 치매 당사자와 가족을 위한 생활 지침

치매에 걸리면 아무것도 모르는 상태가 되는 것으로 생각하지만 절대로 그런 것이 아니다. '**마음은 살아 있다.**' 대화를 할 때는 너무 멀지도, 가깝지도 않게 **1m 정도**의 거리를 두고 이야기하는 것이 가장 좋다. 눈높이를 맞추는 것도 중요하다.

생활 환경은 최대한 간소하고 단순하게 하는 편이 좋다. 복잡한 환경은 되도록 피해야 한다. 화장실이나 잠잘 곳의 위치 등 중요한 장소일수록 기억하기 쉽고, 눈에도 잘 보이는 곳으로 마련해서 치매 당사자가 움직이기 편한 환경을 마련해야 한다.

또한 치매 당사자는 여러 가지 상황을 동시에 이해하기가 어렵다. 한꺼번에 많은 이야기를 들으면 혼란스러워서 더 쉽게 피로해진다. 같은 말을 전할 때도 될 수 있으면 간략하고, 쉽게 한 가지씩 알려주는 것이 좋다. 말하는 사람이 얼마나 마음을 써 주느냐에 따라 상대가 느끼고 받아들이는 정도의 차이는 매우 크다. 환자에게 직접 역할을 맡겨 주고 반드시 **칭찬해 주는 것을 잊지 말아야 한다.**

치매환자 실태조사에 나서다

헛간에서 울부짖는 사람

하세가와는 치매 당사자의 방문조사를 통해, 병원에서 외래 환자를 진료할 때는 결코 알 수 없었던 현실을 수없이 눈으로 목격했다. 이러한 경험들이 있었기에 나중에 재택 케어나 데이 케어의 중요성을 더욱더 깊게 실감할 수 있었다.

환자가 아닌 사람으로서, 인간 중심 케어

내가 그런 상황이라면 어떠할까, 어떤 도움을 필요로 할 것인가를 항상 생각하며 당사자의 입장에서 바라보고, 이해하려고 노력해야 진정 도움이 되는 치료를 할 수 있다. 치매환자 '한 사람 한 사람'은 모두 다르다. '사람은 누구나 소중하다', '인간 중심의 케어를 실천한다.' **이런 말들을 하기는 쉬워도 실천하기는 무척 어렵다.**

'93에서 7을 빼 보세요'는 잘못된 질문

오늘날 전 세계에서 사용되고 있는 미국의 폴스타인(Folstein) 부부가 개발한 간이 정신상태 검사(MMSE)는 하세가와 치매 척도가 발표된 이듬 해인 1975년 공표되었다. 그런데 '100에서 7을 차례로 빼 보세요' 하는 말에 수검자가 93이라고 대답했을 때 검사자가 '93에서 또 7을 빼면 얼마인가요?'

하고 묻는 것은 잘못되었다. '거기서 또 7을 빼 보세요'라고 묻는 것이 옳다. 이는 스스로 93이라는 숫자를 기억해서 뺄셈을 하는 주의력과 계산력의 두 가지 작업 수행 능력을 판단하는 질문이기 때문이다. 검사를 실시할 때마다 주의할 사항은 **부탁하는** 자세로 해야 한다는 것이다. 수검자의 자존심에 상처 입히지 않게, 정중하고 신중하게 **부탁하는** 자세가 좋다.

치매라는 병명을 인지증으로 바꾼 이유

1872년 의학 용어 사전에 'Dementia'라는 단어는 광증(狂症), 미치광이, 정신병 등으로 번역되어 있었다. 1908년 일본 정신의학자 구레 슈조는 '미칠 광狂'의 개념에서 탈피해 보자라는 관점에서 '치매'라는 용어를 제창하였다. 하지만 '치(癡)'라는 글자에도 '어리석음', '바보'라는 뜻이 들어 있고, '매(呆)'에도 '멍하다', '넋이 나가다'라는 의미가 담겨져 있어 '모욕적인 표현'이기는 마찬가지라는 의견이 많았다. 그래서 2004년 일본 정부에서는 국민들로부터 의견을 공모하고 검토위원회에서 '인지증(認知症)'으로 결정한 후, 널리 사용되기 시작했다.

전 세계 알츠하이머병 당사자들에게 배우다

2004년 제20회 국제 알츠하이머병학회가 교토에서 개최되었다. 3일 동안 열린 학회에서 가장 인상적이었던 기획은 **치매에 걸린 당사자**가 직접 단상에 올라 자신의 경험을 이야기한 일이다. 격리와 수용, 구속의 시대에서 벗어나 마침내 여기까지 왔다고 생각하니 감회가 새로웠다. 오스트레일리아의 크리스틴 브라이든은 **"우리에 관한 일을 우리가 없는 데서 결정하지 말아달라"**라고 호소했다.

치매에 걸려도 안심하고 살 수 있는 사회 만들기

하세가와가 궁극적으로 바란 것은 치매에 걸려도 안심하고 살 수 있는 사회를 만드는 것이다. 치매는 당사자뿐만 아니라 그 가족까지도 절망에 빠뜨릴 수 있는 병이니 만큼 더욱더 공존화 되어야 한다. 이는 고령화가 진행되고 있는 전 세계 공통의 과제이다. 2013년 런던에서는 주요 8개국이 모여 'G8 치매 정상회의(dementia summit)'를 개최했다.

7. 경도 인지 장애는 치매가 아닙니다

경도 인지 장애(mild cognitive impairment: MCI) 환자는 건망증이 생기고 이해력이 떨어지기는 하지만 일상생활을 하는 데는 지장이 없다. 반드시 해야 할 것은 규칙적인 운동이다. 피터슨 박사는 일주일에 총 150분 동안 유산소 운동을 하라고 권한다. 활기차게 걷기, 가벼운 조깅처럼 약간 땀을 흘릴 정도의 운동을 적어도 주 2회 이상 규칙적으로 하면 기억력과 사고력이 향상될 수 있다.

WHO 치매 예방 가이드

치매의 가장 큰 위험인자는 **노화**이다. 따라서 치매 예방을 논할 때 평생 치매에 걸리지 않기를 바라기보다는 **치매가 되는 시기를 얼마나 늦출 수 있느냐** 하는 관점에서 생각해야 한다. 2019년 5월 세계보건기구(WHO)가 발표한 '치매 위험 관리 가이드라인'에는 운동, 금연, 영양 관리, 금주, 인지 기능 트레이닝, 사회 참여, 체중 관리, 고혈압 관리, 당뇨병 관리, 고지혈증 관리, 우울증 관리, 청력 손실 예방으로 구성된 총 12가지 권장사항이 있다.

8. 아픈 가족을 돌보는 사람들에게

치매 증상이 24시간 계속되는 건 아닙니다

치매의 증상과 상태는 일률적이지도, 고착되어 있지도 않고 항상 변동한다. 물론 사람에 따라 치매 유형과 증상이 다르다. 그러나 치매 진단을 받았다고 '이젠 틀렸어, 끝이야'라고 생각하지 말아야 한다. 치매에 걸려도 '삶은 계속된다'는 것이 사실이다.

따돌리지 마세요

자신의 존재를 부정당하고 멸시받을 때의 슬픔과 고통이 얼마나 큰지 설명하지 않아도 누구나 알 것이다. 치매 당사자도 똑같다. 괴로운 경험을 인지할 수 있고, 고통과 슬픔도 똑같이 느낀다. 하세가와는 말한다. 치매 당사자와 관련된 어떤 사안을 결정할 때 **"우리들을 빼 놓고서 결정하지 마세요."**

치매가 의심될 때 결코 하면 안 되는 한 가지

경찰청에 의하면 2018년 인지기능검사를 받은 75세 이상의 고령 운전자 중 '치매 우려'를 포함하여, '인지기능 저하'가 27%로 밝혀졌다. 또한 2018년 사망 사고를 일으킨 75세 이상의 고령 운전자는 460명이었는데, 사고 전 인지기능검사를 받은 414명 중 치매 우려 판정은 20명(4.8%), 인지기능 저하는 184명(44.4%)이었다. 고령 운전자에 의한 사고가 자주 발생한다는 사실을 인식해 스스로 운전면허증을 반납하는 사람들이 증가하고 있다.

아이들에게도 숨기지 마세요

아이들은 할아버지나 할머니가 걸린 병이 어떤 것인지 모르는 경우가 많다. 병의 존재조차 숨기는 보호자들도 종종 있다. 아이들에게 설명하기도 어렵고 아이들이 충격을 받거나 걱정할 염려에서다. 설령 할머니나 할아버지가 치매에 걸리더라도 자신의 할머니와 할아버지라는 사실 자체가 달라지는 건 아니라는 것을 알려주고, 이해할 수 있는 환경을 마련해 주는 일은 중요하다. 가족과의 따뜻한 교류야말로 치매 노인에게 반드시 필요한 영양분이다.

"여러분은 누구시지요? 누군지 알 수가 없어서 곤혹스럽습니다."
"할아버지, 우리를 못 알아보시는 것 같은데 우리가 할아버지를 잘 알고 있으니까 괜찮아요. 걱정 안 하셔도 돼요."

9. 알츠하이머병 치료제가 나오다

하세가와는 1989년 알츠하이머형 치매 치료제 '아리셉트'의 임상시험에 치료시험 총괄 의사로서 참여하였다. 물론 이 약으로 **치매를 완전히 낫게 하지는 못한다. 증상의 진행을 억제시킬 뿐이다.**

뇌 내에는 아세틸콜린(Acetylcholine)이라는 각성 작용과 활성화 작용을 하는 중요한 신경전달 물질이 있다. 이 아세틸콜린을 만드는 신경세포가 알츠하이머형 치매의 뇌내에서는 감소한다. 아세틸콜린 분해를 억제함으로써, 아세틸콜린 감소를 막는 약제가 도네페질염산염이다. 도네페질염산염이 나온 뒤에, 같은 기능을 가진 갈란타민이나 리바스티그민이 개발되었다. 이들 세 가지 치료제의 부작용으로 위장장애를 들 수 있다.

또한 뇌내에는 신경세포를 흥분시키는 글루타민산(Glutamic acid)이라는 신경전달물질이 있는데, 신경세포가 계속 흥분하면 신경세포가 죽기도 한다. 글루타민산의 작용을 억제하고 신경세포가 흥분하는 것을 막아, 진행을 늦추는 약제가 바로 메만틴염산염이다. 주된 부작용으로 현기증을 들 수 있다.

아리셉트(화학명: 도네페질염산염Donepezil hydrochloride)
아리셉트는 에자이(Eisai) 쓰쿠바 연구소의 약학자 스기모토 하치로 연구팀이 개발한 치료제이다. 1999년 후생 노동성의 승인을 얻어 발매되었고, 알츠하이머형 치매 치료제로 전 세계에서 많이 사용되는 약제로 성장하였다. 2014년에는 루이소체형 치매의 증상 억제제로서도 승인되었다. 현재 사용 가능한 치매 치료제로는 도네페질염산염(상품명: 아리셉트), 갈란타민(Galantamine)(상품명: 레미닐), 리바스티그민(Rivastigmine)(상품명: 엑셀론패치), 메만틴염산염(Memantine)(상품명: 메마리)이 있다.

10. 진행을 늦출 수만 있다면

치매 치료제로서 증상을 완화하고 억제하는 약은 생겼지만 치매 증상이 나타나기 이전의 상태로 되돌릴 수 있는 치료제는 아직 없다. 혈관성 치매를 제외하고, 알츠하이머형 치매를 비롯한 치매의 대부분은 '아밀로이드 베타(amyloid β)'나 '타우(Tau)'라고 불리는 특정 단백질이 뇌내에 비정상적으로 축적되어 신경세포가 사멸함으로써 병의 증상이 나타난다고 알려져 있다. 하지만 위와 같은 발증 원인에 관한 가설이 정말로 옳은가 하는 의문이 있다. 알츠하이머형 치매 증상이 나타난 시점에서는 이미 단백질의 축적으로 인해 뇌의 손상이 진행된 상태이므로, 수많은 **신경세포가 사멸한 후에 원인 물질을 제어하려 해도 소용없다**는 견해가 지배적이다. 또한 그 기능에만 초점을 맞추면 예상치 못했던 부작용이 발생할 우려가 있다. 하세가와는 뇌의 **신경세포가 지칠 대로 지칠 때까지 약을 쓰면서 파손되는 것을 늦추기보다는, 있는 그대로를 받아들이는 편이 더 낫다**고 보았다. 노화에 수반되는 치매를 있는 그대로 받아들이고, 자신답게 살아가는 자세가 중요하다.

11. 중증이라도 알아듣습니다

질문: "치매에 걸리면 아무것도 모를 텐데 그럼 죽음도 두렵지 않게 되나요? 치매가 아닐 때보다 오히려 편한가요?"
답: "솔직히 저도 모르겠습니다. 하지만 중증 치매가 되어도 자신이 당하는 불쾌한 일이나 자신의 존재가 소멸하는 데 대한 두려운 마음은 남아 있을 거라고 생각합니다."

치매환자가 의식 없이 누워 있다고 아무것도 모를 것이라 예단하면 안 된다. 눈에 보이는 것은 알아보지 못한다 해도, 목소리는 들을 수 있으며 말도 알아들을 수 있다. 불쾌감이나 두려움은 본능적인 감정이다.

105세 의사의 장수비결

질문: 장수하기 위해서 어떻게 살아야 하는지 비결을 알려주세요. 105세의 장수 의사: **참고, 견디세요.**

삶이 뜻대로 되지 않더라도 인내하라는 이야기였다. 화를 참는 것이 장수에 도움이 되는 것은 아니지만, 장수하는 사람이라고 해서, 화가 없거나 걱정이 없는 것은 아니라는 말이다.

할 수 있는 게 아무 것도 없을 때 할 수 있는 일

하세가와는 일요일에 대부분 교회에 갔다. 치매에 걸리면 무척 상심하기 마련이지만 그가 그다지 크게 낙담하지 않았던 데는 신앙 생활이 큰 도움을 주었다. 절이나 성당에 가서 스님이나 신부님의 이야기를 들으면 분명 혼자 있을 때보다 기운을 낼 수 있을 것이다. 인간이 자신의 힘으로 할 수 있는 일은 그다지 많지 않다. 할 수 있는 건 다하고 나머지는 운명에 맡기면 된다.

"한 알의 밀이 땅에 떨어져 죽지 아니하면 한 알 그대로 있고, 죽으면 많은 열매를 맺느니라."- 신약성서 〈요한복음〉 제12장 24절

IV.
100명의 치매 당사자 인터뷰: 가케이 유스케의 치매 분석

가케이 유스케(筧裕介)

2008년 이슈 플러스 디자인(issue+design) 설립
2015년 비영리 법인 이슈 플러스 디자인 이사장 취임
2021년 게이오기주쿠 대학 특임 교수
2021년 『認知症世界の歩き方: 認知症の人の頭の中をのぞいてみたら』 출간, 한국어판 『비로소 이해되는 치매의 세계』(2022)

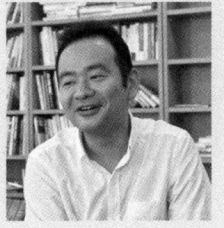

1975년에 태어나 히토쓰바시대학 사회학부를 졸업한 뒤 도쿄공업대학 대학원, 도쿄대학 대학원 공학계 연구과를 수료(공학박사)했다. 현재 이슈 플러스 디자인(issue+design)의 대표이자 게이오기주쿠대학 대학원 건강매니지먼트연구과 특임교수로 재직하고 있다.

치매 미래 공동가치 창조허브(Designing For dementia)에서는 치매환자의 체험과 지혜를 중심으로 치매와 함께 더 잘 사는 지금과 미래를 만드는 활동의 핵심으로 2018년부터 치매 당사자와 인터뷰하고 있으며 주요 문항은 다음과 같다.

- 지금까지 병의 진행 상황과 치매가 발병한 경위
- 일상생활의 기쁨이나 삶의 보람
- 앞으로 해 보고 싶은 일
- 생활에서의 노고나 고충, 생활의 지혜와 아이디어 등

치매를 당사자 입장으로 올바르게 이해한다

치매환자의 몸과 마음에는 어떤 문제가 일어나는 것일까? 그리고 언제, 어디서, 어떤 상황에서 어려움을 겪게 될까? 치매 당사자 본인이 느끼는 점을 이해하는 것이 중요하다.

1. 치매란 무엇인가요?

가케이 유스케는 치매를 '인지기능이 제대로 작동하지 않게 되어 생활상의 문제가 발생하고, 일상을 유지하기 어려워진 상태'라고 설명한다. 그리고 인지기능은 '어떤 대상을 눈, 귀, 혀, 피부 등의 감각 기관으로 파악해서

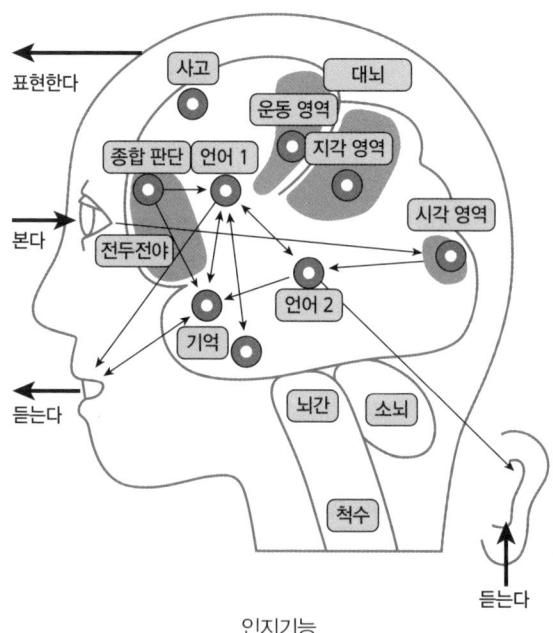

인지기능

그것이 어떻다고 해석하거나 사고하고, 판단하거나 계산하고, 언어화해서 기억에 저장하는 활동'이다.

예를 들어 우리가 '밖에서 화장실에 들어갈 때까지 다음과 같은 과정을 거친다.

1단계: 눈으로 자각 → 화장실 표지가 있네

2단계: 기억을 떠올리고 해석 → 여기가 남자화장실이네

3단계: 판단과 실행 → 좋아, 들어가자.

하지만, 인지기능이 제대로 작동하지 않는다는 것은 이런 일련의 과정이 원활하게 이루어지지 않는다는 뜻이다.

예를 들어 '목욕이 싫어지는' 이유가 뭘까?

목욕 거부 이유는 한 가지가 아닙니다. 그 배경에는 **다양한 인지기능 장애**가 있을 수 있습니다.

1. 온도 감각 장애로 온수가 극단적으로 뜨겁게 느껴짐
2. 피부 감각 장애로 온수가 끈끈하게 느껴져서 불쾌함
3. 공간 인식이나 신체 기능 장애로 옷 벗기가 어려움
4. 시간 인식이나 기억의 장애로 이미 목욕을 했다고 생각함

이런 목욕 장면 하나만 봐도 치매환자의 심신 기능 장애, 생활 습관, 주거 환경에 따라 왜 어려움을 느끼는지가 달라진다. 그러므로 치매양상은 일괄적으로 판단해서는 안 된다는 것이 중요하다. 왜 그런 행동을 하는지 행동의 **'이유'를 이해**하는 것이 본인과 보호자에게 좋다. 또 그 배경이 되는 이유를 알게 되면 대응 방법도 달라진다.

화장실 타이밍을 놓치는 이유

1. 공복감, 갈증, 요의 등을 느끼는 '내장 감각'이 둔해져서
2. 언제 화장실에 갔었는지 잊어버리고
3. 미리 화장실에 가는 것이 어렵고
4. 문 너머에 무엇이 있는지 떠올리지 못해 화장실을 찾는 것이 늦고
5. 화장실이 있는 장소를 모르거나, 안내 표지를 찾지 못하고
6. 변기와 바닥이 다 흰색이면 변기가 어디 있는지 찾지 못하고 이러한 다양한 원인들에 따라, 대처 방법도 달라지게 된다.

옷 갈아입기가 힘들어지는 이유

치매환자는 옷 갈아입기를 거부하고, 같은 옷만 입고 싶어하기도 한다. 그 이유는 옷을 입고 벗기가 어려우니 최대한 입기 편한 옷을 입고 싶다는 마음이 깔려 있는 경우가 많다.

1. 자신의 손발 위치나 움직이는 방향을 모르기 때문에, 즉 신체지도를 알 수 없게 되어
2. 공간을 인식하는 능력의 문제
3. 동작 순서를 모르기 때문에

즉, 옷을 잡는다 → 옷의 형태를 파악한다 → 옷의 하단을 잡고 머리를 넣는다 → 옷 안에서 소매 구멍을 찾아 손을 통과시킨다 → 옷깃으로 머리를 빼낸다. 이 순서 어딘가에서 실패하면 혼란스러워지고, 더 이상 앞으로 나아갈 수 없게 된다.

현관 매트가 함정으로 보이는 이유

사람이 어떤 행동을 할 때는 다음과 같은 과정을 거친다.

1. 눈이나 손으로 바깥 세상의 정보를 '지각'하고
2. 그 정보가 무엇인지 '인지'하여, 지식·경험에 근거해 '판단'하고
3. 판단에 따라 '행동'한다.

이 지각, 판단, 행동이라는 과정을 여러 번 반복함으로써 뇌에 경험과 지식이 축적된다. 이 과정 중 지각, 판단, 혹은 양쪽 모두에 장애가 생기면 일상에 다양한 문제가 일어나는 것이다. 즉, 눈으로 정보를 지각하는 과정에서 시각정보처리에 문제가 생긴 것이다. 눈으로 들어온 이차원 정보를 삼차원 정보로 잘 전환할 수 없으면 함정으로 보이게 된다.

단골손님의 얼굴을 못 알아보는 이유

얼굴을 보고 제대로 사람을 인식하는 것은 단순해 보이지만, 무척 많은 정보를 통합해야 하는 대단히 고도의 인지 능력이다. 전문가의 연구에 따르면 사람의 얼굴을 눈, 코, 입과 같은 세부 형태가 아니라, 각 부분의 위치 관계로 구분한다고 한다. 사람은 얼굴이나 모습, 형상을 기억할 뿐 아니라 다양한 정보를 끄집어내고 조합해서, 눈앞의 사람이 누구인지 판단하는 것이다.

냉장고에 뭐가 들어 있는지 알 수 없게 되는 이유

1. PC 폴더 안에 어떤 파일이 있는지 생각나지 않는다.
2. 냉장고 문을 닫는 순간, 안에 뭐가 있는지 알 수 없다.
3. 문 너머가 무슨 방인지 기억나지 않는다.
4. 식기장 안에 뭐가 들어 있는지 상상이 되지 않는다.

사실 이 모든 것은 같은 이유 때문이다. 폴더도, 냉장고도, 문도, 식기장도 열어 보면 무엇이 들어 있는지 알 수 있다. 하지만 닫혀서 보이지 않으

면, 존재하지 않는 것처럼 된다. 따라서 치매환자와 함께 살아가는 세계에서는 시야를 차단하지 않는 생활 공간을 만드는 것이 무척 중요하다.

2. 뇌의 손상 부위에 따른 증상들

전두엽

- 때때로 죽고싶다고 생각한다. (좌반구)
- 항상 기분이 들떠 있고 말이 많다. (우반구)
- 쓰레기나 종이 등을 수집한다.
- 폭력을 휘두르기도 한다.
- 의욕이 없고, 새로운 일에 관심이 없다.
- 복장 등 차림새에 신경 쓰지 않는다. (옷차림에 무관심, 화장을 하지 않는 등)
- 말이 앞뒤가 맞지 않거나 같은 말을 몇 번이나 되풀이한다. (운동실어증)
- 불결, 청결의 구분이 없어진다.
- 소변이나 대변을 지린다.
- 일의 순서를 지켜 제대로 수행하지 못한다.
- 융통성이 없고 완고해져서 상대방의 의견을 들으려 하지 않는 등 성격이 변화한다. (안와부)
- 매일 같은 시간에 같은 행동을 한다(시간표적 행동). (안와부)
- 제멋대로 행동한다. (안와부 - 전두측두형)
- 별것 아닌 일에 짜증을 낸다. (안와부)
- 별것 아닌 일에 울거나 성을 낸다. (안와부)
- 인내력이 없고 집중력이 저하되어 있다. 일을 오래 지속하지 못한다. (안와부) 임기응변으로 문제 해결을 할 수 없다. 한 가지 요리만 한다.

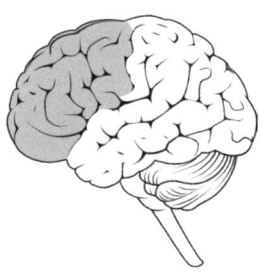

측두엽

- 대화 중 '그것', '저것' 등의 대명사를 자주 사용한다.

- 어제 있었던 일을 거의 기억하지 못한다.
- 방금 했던 말도 곧 잊어버린다.
- 집에서 방이나 화장실 위치를 착각한다.
- 식사한 것을 잊고, 몇 번이고 밥을 달라고 한다.
- 음식이 아닌데도 먹으려고 한다.
- 가족의 이름을 틀리거나 잊어버린다.
- 잘 알던 사람의 얼굴을 알아보지 못하거나 착각한다.
- 지어낸 이야기를 자주한다.
- 새로운 것을 기억하지 못한다.
- 매우 간단한 것도 이해하지 못한다(감각 실어증). (베르니케 실어증: 말을 하는 데에는 지장이 없으나 다른 사람의 말을 이해하지 못함)

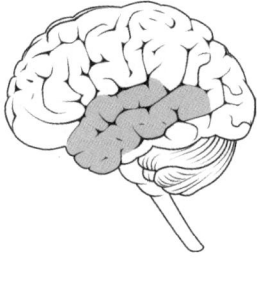

두정엽

- 쉬운 계산도 틀린다.
- 잘 알고 있는 장소에서도 길을 헤맬 때가 있다.
- 집에서 방이나 화장실 위치를 착각한다.
- 옷을 겹쳐 입거나, 계절에 맞지 않는 옷을 입는다. 옷 입는 순서를 착각한다.
- 밖에 나가고 싶어 하거나, 실제로 나간다.
- 의자에 가만히 앉아 있지 못한다.

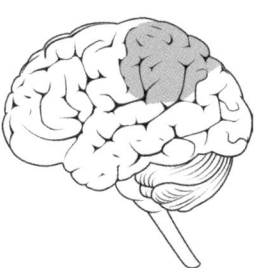

후두엽

- 거울 속 자신을 알아보지 못한다.
- 사람을 몰라보거나 다른 사람으로 착각한다.
- 표정에서 희로애락을 읽을 수 없게 되거나, 중증에서는 남녀 구별조차 하지 못한다.
- '목소리가 들린다', '벌레가 보인다' 등의 환각이 있다.

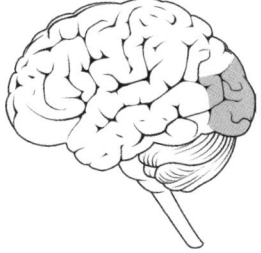

3. 치매 증상은 사람마다 다르다는 것을 인식한다

　실제로 치매에 걸렸다고 해서 모두 똑같은 증상을 경험하는 것은 아니다. 치매의 증상은 다양하다. 질환의 종류, 주위 환경, 지금까지의 생활 방식 등 다양한 요인의 영향을 받는다. 따라서 그 증상과 고충을 겪는 범위, 진행 상황은 **사람마다 다르다**. 쏟아지는 정보를 무분별하게 믿거나, 자신이 지닌 편견에 사로 잡히지 말자. 치매 증상은 사람마다 다 다른 것을 알고, 무엇보다 자신의 상황을 제대로 바라봐야 한다.

전문가와 상담한다

　"일상적으로 하던 일이 잘 되지 않는다.", "지금까지와는 뭔가 좀 다른 것 같다.", "혹시…", "치매일지도 모른다."라고 생각하면서도, 어디서 무엇을 상담해야 할지 모르고, '아직 괜찮아'라며 면담을 미루는 것은 증상을 호전시키는 데 도움이 되지 않는다. 혼자서만 "끙끙 앓는 상태에서 벗어나자", **"얼른 상담해서 빨리 시작하자"**라는 식으로 받아들이면 불안하던 마음도 좀 편해질 수 있다. "누구에게 이야기하지?", "무엇부터 이야기하지?", "제대로 전할 수 있을까?" … 하지만 거창한 준비가 필요한 것이 아니다. 모두에게 털어 놓아야 하는 것도 아니다. 내가 이야기하고 싶은 사람에게 알리는 것부터 시작하면 된다. 가족, 친구나 동료, 다니는 병원의 낯익은 주치의, 전문기관의 전화상담, 치매안심센터, 치매카페 등 어떤 것도 좋다.

4. 치매로 인한 심신 기능 장애 44가지와 생활의 고충: 100명의 인터뷰

　치매가 있는 100여 명과 인터뷰를 통해 가케이가 정리한 **몸과 마음의 문제**, 즉 장애 목록을 보면 치매 당사자가 겪는 생활의 고충, 그중에는 본인조차 '**왜?**', '**어째서?**' 그런 것인지 설명하기 어려운 것들이 많이 있다. 하지만 그 고충의 배경에는 반드시 원인이 되는 심신기능장애나 주위 환경이 있다. 원인을 알면 원만하게 함께 지내는 방법 등의 해결책을 찾을 수 있다. 치매인지 아닌지에 상관없이 나이가 들거나, 심신이 피로하거나, 주위 환경의 영향으로 **누구든 일상에서 체험할 수도 있다.**

기억 장애

　기억은 지식이나 정보를 머릿속에 집어넣고(입력), 그 지식을 저장해 두고(유지), 정보를 생각(출력)하는 일련의 과정이다.

1. 체험이나 행위를 기억(입력·유지·출력)하지 못한다.
   - 불 위에 뭔가를 올려 두고 잊어버린다. 몇 번이고 화재의 위험성으로 주전자가 시커멓게 그을었다.
   - 세탁이나 요리하던 걸 잊는다. 세탁기를 열어 보니 전날 세탁기를 돌렸다는 걸 알게 됐다.
   - 돈을 인출한 걸 잊는다.
   - 자신이 물건을 주문한 걸 잊는다. 홈쇼핑에서 구입한 것 자체가 기억나지 않았다.
   - 옛날 즐거웠던 추억이나 무용담 등 몇 번이나 같은 말을 반복한다.
   - 완료한 일이 무엇인지 헷갈린다.

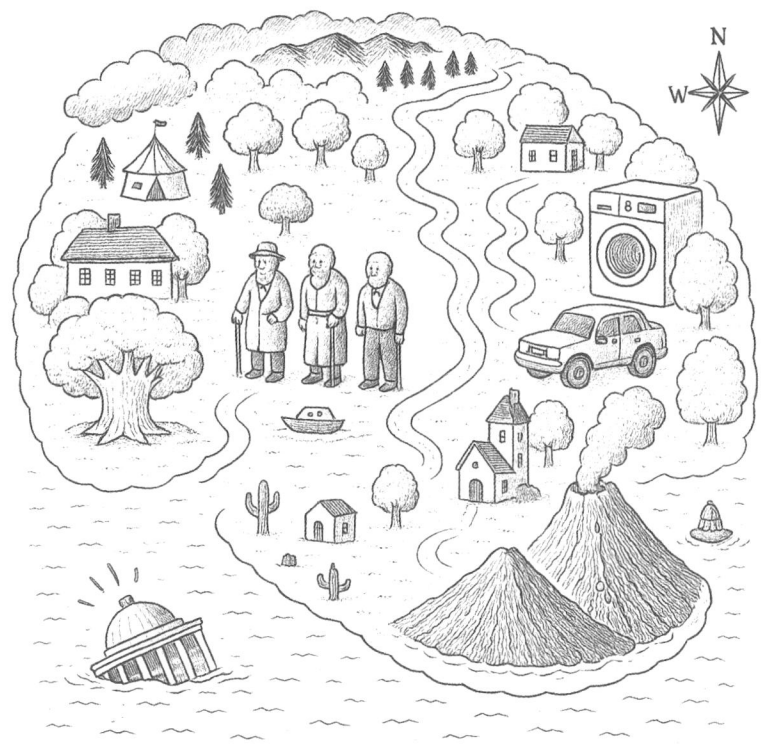

치매 당사자가 뜻하지 않게 겪게 되는 경험을 그린 뇌 스케치

2. 지식과 정보를 기억(입력·유지·출력)하지 못한다.

- 식단과 조리법이 떠오르지 않는다.
- 약 먹는 걸 잊는다. 눈앞에 약이 있어도, 내가 먹어야만 하는 약이라는 생각이 들지 않는다.
- 내릴 역이나 목적지를 잊거나 착각한다. 제대로 내렸는데도 처음 온 장소처럼 위화감을 느낀다.
- 상품 정보가 기억나지 않는다.

3. 보고 들은 것과 생각한 것이 순식간에 기억에서 사라진다.

- 계산한 금액을 기억하지 못한다.
- 들은 내용을 순식간에 잊어버린다. 메모를 하려고 해도 '듣기'와 '쓰기'를 동시에 할 수 없다.
- TV에서 본 내용이 머리에 들어오지도 않고 남지도 않는다. 장면이 바뀌면 무슨 얘기인지 도통 알 수가 없다.
- PC에 데이터 입력이 어렵다.

4. 눈에 보이지 않는 것은 머릿속에서 상상하지 못한다.
   - 옷을 걸어둔 장소를 모른다. 장롱을 닫으면 어떤 옷이 있는지 모른다.
   - 냉장고 안에 뭐가 들어 있는지 모른다.
   - 그릇을 씻고 나서 적절한 장소에 두지 못한다.
   - 어디가 화장실 문인지 모른다. 문이 다 비슷하게 생겨 더 혼란스럽다.
   - 통장, 도장 같은 귀중품을 둔 장소를 잊는다.
   - 이미 샀다는 걸 잊고서 몇 번이고 다시 산다. 산더미처럼 쌓여 있는 화장지들.

5. 보고 들은 이야기와 정보를 부정적으로 해석한다.
   - 따돌림 당한다고 생각하거나 소외감을 느낀다.

6. 오류나 사실이 아닌 것을 바른 것, 사실이라고 믿는다.
   - 돈을 도둑 맞았다고 확신한다. 지갑이 보이지 않으면 가까운 사람을 의심하고 추궁한다.

언어 장애

우리는 세상 만물에 언어라는 기호를 붙여, 다른 이와 공유함으로써 커뮤니케이션을 하고 있다.

1. 추상적 언어, 개념, 기호가 나타내는 의미를 떠올리지 못한다.

- 벽시계를 읽지 못한다. 긴 바늘이 '분', 짧은 바늘이 '시각'이라는 것을 모른다.
- '속옷'이라고 라벨이 붙은 수납장에 '팬티'가 있는지 모른다.
- ATM(현금 인출기) 조작 방법을 모른다. '입금', '출금', '계좌이체' 버튼의 의미를 모른다.
- 사려는 물건을 찾지 못한다.
- 어느 엘리베이터에 타야 하는지 모른다.
- 주소록에서 원하는 주소를 찾지 못한다. 가족, 친구 등 어디에 누가 있는지 알지 못한다.
- 글자를 한 묶음으로 인식하지 못하고, 분해해서 읽는다. 글자의 의미를 이해하지 못한다.
- PC에서 원하는 파일을 찾지 못한다.

2. 고유명사에서 그 내용이나 이미지를 떠올리지 못한다.
   - 지명이나 과거의 기억이 연결되지 않는다. 가 본 곳도 처음 온 것 같은 느낌.
   - 사람 이름을 못 외우고, 기억해 내지 못하고, 다른 사람과 착각한다.

3. 익숙한 일상 단어, 기호의 뜻을 떠올리지 못한다.
   - '버스', '포크', '요구르트' 같은 일상 단어가 잘 떠오르지 않고, 말문이 막힌다.
   - 지금까지 잘 사용해 온 한자를 쓸 수 없다.

4. 문법과 복수의 단어 조합을 이해하지 못한다.
   - 대화의 내용을 이해하지 못한다.
   - 관공서에서 연금, 의료비 공제 등 업무나 공적 절차에 대한 설명을 들어도 이해를 못한다.

- 신문 기사의 내용을 이해하지 못한다. 머릿속에서 내용을 정리하고, 의미를 이해하는 것이 어렵다.
5. 자신의 생각(의사, 마음)을 언어로 표현하지 못한다.
    - 문장을 구성하기 어렵다. 표현하고 싶은 단어가 생각나지 않는다.
    - 직장에서 프레젠테이션을 할 때, 준비를 해도 말한 내용을 잊고, 머릿속이 하얘진다.

시간 문제

체내 시계는 사람의 몸속 약 24시간 주기의 리듬을 말한다. 인간의 뇌, 장기, 피부 등의 세포 하나하나에 다양한 시계가 상호작용하면서 리듬을 만들어 내는 것이다. 뇌의 '시각교차상 핵'은 태양의 빛을 감지해 바깥세상과 인체 시간을 조정하는 '마스터 시계' 역할을 하고 있다.

1. 지난 경험이나 사실, 현상을 진행 중인 것으로 착각한다.
    - 관계 없는 이야기를 장시간, 여러 번 반복한다.
    - 퇴직한 회사에 가려 하고, 목적 없이 돌아다닌다.
2. 시간 경과를 느끼는 감각이 흐트러지거나 사라진다.
    - 조리 시간을 가늠하지 못한다. 고기를 구울 때 새카맣게 태우기도 하고 덜 익히기도 한다.
    - 전철에 어느 정도 타고 있었는지 모른다.
    - '오랜만'이라는 감각이 없다. 마지막으로 본 게 언제인지 모른다.
3. 24시간 단위의 시간 감각을 상실한다.
    - 식사 시간을 알지 못한다. 언제 아침, 점심, 저녁을 먹어야 할지 모르겠다.
4. 쉽게 잠들지 못하고, 깊은 잠을 길게 자지 못한다.

- 밤에도 두뇌가 활동하는 느낌이 들어 밤에 잠을 잘 수 없다.

5. 날짜, 요일, 월 감각을 잃는다.
    - 쓰레기 버리는 날을 모른다. 못 버리고 쌓아 두게 된다.
    - 무슨 요일, 몇 월, 며칠인지, 주간 보호센터 정기 방문일을 모른다.

공간 문제

자기 생각이나 의사와 신체의 움직임이 어긋나는 것은 누구에게나 흔히 일어나는 일이다.

1. 대상물과의 거리를 정확히 파악하지 못한다.
    - 그릇이나 컵을 잘 들지 못한다. 마시지 못하고 입가에 흘리고 만다.
    - 빨래 널기가 힘들다.
    - 쇼핑카트를 잘 밀 수 없다. 부딪히지 않도록 움직이기가 어렵다.
    - 앞차에 바짝 붙거나 추돌한다. 차간 거리를 일정하게 유지하기가 어렵다.
    - 치약을 칫솔 위로 잘 짜지 못한다.

2. 사물이나 공간의 안쪽을 인식하지 못한다.
    - 방향이나 구멍까지의 거리를 알 수 없어서 열쇠로 열고 잠그기가 어렵다.
    - 지갑에서 잔돈을 잘 꺼내지 못한다. 떨어뜨리고 만다.
    - 가방이나 봉지에서 물건을 잘 꺼내고 넣지 못한다.
    - 계단 내려가기가 무섭다. 발을 디딜 때 높이 차이를 실감할 수 없다.
    - 후진 주차가 어렵다. 좌우나 후방 거리감 판단이 어렵다.

3. 자기 몸의 위치나 움직임을 적절히 인식하여 움직이지 못한다.
    - 신발이나 양말, 슬리퍼를 신기 어렵다.

- 옷 입기가 힘들다. 옷의 형태를 파악하기 힘들고, 어디로 팔을 넣어야 하는지 모른다.
- 화장이나 면도가 힘들고, 액세서리 달기가 힘들다.
- 이를 능숙하게 닦지 못하며 덜 닦인 곳이 많다.
- 수도꼭지 조작 방법이 다양해져서, 냉온수 조절이 어렵다.
- 자전거 브레이크를 잘 쥐지 못한다.
- 운동 중, 몸을 뜻대로 움직이지 못한다.
- 가위를 사용하기 어렵다. 가위를 쥐는 방법이나 힘을 주는 방법을 모른다.
- 글자를 예쁘고 반듯하게 쓰지 못한다. 글자가 워낙 괴발개발이라 읽을 수 없다.

4. 좌우, 동서남북의 방향감각을 잃는다.
- 출입구를 찾지 못한다.
- 출입구를 나가는 순서에 대해 설명을 들어도 이해를 못한다.
- 책이나 신문에서 행이 바뀌면 읽기 어렵다.

5. 평면(이차원) 정보로부터 공간(삼차원)을 떠올리지 못한다.
- 화살표가 가리키는 방향을 모른다. 안내표시가 많으면 정보량에 압도되어 어지러워진다.
- 휴대폰에서 안내 지도를 읽지 못하고, 지도상에서 자신의 현재 위치를 파악할 수 없다.

6. 공간 전체나 위치 파악에 필요한 랜드마크를 기억(입력, 유지, 출력)하지 못한다.
- 원래 있던 자리, 왔던 곳으로 되돌아가지 못한다. 음식점에서 화장실에 갔다가 길을 잃는다.

- 자신의 방이나 원래 자리를 모른다. 사무실이 있는 층이나 자신의 자리를 몰라서 헤맨다.

주의 문제

사람은 자신에게 필요한 정보에 특별한 주의를 기울이고 집중하는 능력을 갖추고 있다. 뇌는 오감에서 들어오는 대량의 정보 중에서 주의할 것과 주의하지 않아도 될 것을 선택해서 변환한다. 남의 이야기를 알아들을 수 없게 되는 이유는 이런 정보의 선택, 전환, 지속, 억제, 분배가 어렵기 때문이다.

1. 자신의 마음(생각, 의도)과 다른 행동을 한다.
   - 무심코 남의 음식을 먹어 버린다. 스스로도 왜 먹었는지 설명할 수 없다.
   - 버스 하차 버튼을 누르지 못한다. 강하게 의식을 집중하지 않으면 누르지 못할 때도 있다.
2. 들어야 할 소리, 봐야 할 사물에 집중하지 못한다.
   - 역 안내방송이 들리지 않는다. 다른 안내방송 때문에 듣고 싶은 것을 들을 수 없다.
   - 인터넷으로 호텔 예약 시, 예약 날짜를 착각한다.
   - 운전 중 신호나 표지판을 알아채지 못한다. 운전 중 빨간불이 눈에 들어오지 않아 여러 번 부딪힐 뻔했다.
   - 주위 소음이 신경 쓰여 이야기가 귀에 들어오지 않는다.
   - 서류 작성 시 다른 것에 신경이 쓰여 실수를 한다.
3. 여러 가지 일을 동시에 실행하지 못한다.
   - 계산대 앞에서 여러 가지 선택 질문을 들으면 혼란스럽다.
   - 외출 때 물건을 두고 오고, 집 안에서도 리모컨이나 휴대폰 등의 물건

을 잃어버린다.
- 우산을 쓴 채 이동하기 어렵다. 마주오는 사람을 피하지 못하고 거리 유지가 힘들다.
- 횡단보도를 건너기 힘들고, 초록불 동안 건너가지 못한다. 신호가 초록색으로 바뀌어도 바로 발을 내딛지 못해 출발이 늦다.
- 보행자, 산책시키는 개의 움직임, 갑자기 나타나는 자전거 등의 주변이 신경쓰여 걷기 힘들다.
- 노래 리듬을 따라가지 못하고 반주에 맞추지 못한다.
- 여러 사람과의 대화를 따라갈 수 없다. 긴 이야기를 집중해서 들으면 피곤해진다.
- 이야기를 들으며 메모하기 힘들다. 이해하고 머리에서 문장으로 정리해서 종이에 옮겨 쓰지 못한다.
- 휴대폰을 쓰레기통에 버린다. 버리는 물건과 버리지 않아야 할 물건이 혼동된다.
- 액셀과 브레이크를 잘못 밟는다. 후진 주차 시 핸들 조작에 집중한 나머지 실수하기 쉽다.

4. 특정한 사물과 상황에 눈, 귀, 사고가 집중돼 다른 데로 주의를 돌리지 못한다.
- 구급차 사이렌 소리 등 특정한 소리가 귀에서 떠나질 않는다.
- 입술 움직임을 보느라 상대방 이야기를 듣지 못한다.

논리 문제

1. 간단한 계산을 하지 못한다.
- 각설탕, 조미료 등 적절한 분량을 가늠하지 못한다.

- 지불할 금액을 계산하는 것이 어렵다. 지폐만 사용하여 지갑에 동전이 한 가득이다.
- 알약의 개수를 제대로 헤아리지 못한다.
- 도시락을 주문할 때 수량을 착각한다.

2. 소소한 환경 변화에 유연하게 대응하지 못한다.
    - 표지가 없어지거나 바뀌면, 길에서 헤매게 된다. 여기가 어디인지 전혀 알지 못한다.
    - 새로운 가전제품이나 문구의 사용법을 알지 못한다. 버튼의 위치나 조작 순서가 바뀌기 때문에 사용법을 이해하지 못한다.

3. 익숙한 절차와 습관을 떠올리고, 실행하지 못한다.
    - 옷 갈아입는 순서를 착각한다. 손목시계를 차는 방법이나 신발끈을 묶는 법도 잊어버린다.
    - 라면 끓이는 순서가 기억나지 않는다.
    - 식칼 사용법, 식재료 다듬는 법을 모른다. 당근, 양파, 감자를 각각 어떻게 썰어야 할지 모르겠다.
    - 가전제품(세탁기, TV, 밥솥, 레인지) 조작이 어렵다. 어떤 순서로, 무슨 버튼을 눌러야 할지 모른다. 리모컨은 더욱 혼란스럽다.
    - 장례식에서 상주로서 해야 할 인사나 준비사항 등 관혼상제 때 적절한 행동을 하지 못한다.
    - 블로그나 SNS에 글 올리는 방법을 모른다. 남이 가르쳐 줘도 금방 잊어 버리고, 계속 되묻는다.
    - 업무와 공적 절차의 순서를 모른다. 매번 처음 접하는 듯한 느낌이 든다.

4. 복수의 선택지가 있을 때, 정답이나 알맞은 해법을 선택, 판단하지 못

한다.
- 날씨나 상황에 맞는 옷이나 소지품을 고르기가 어렵다. 여행갈 때 앞일을 고려해서 필요한 것을 갖추기 어렵다.
- 자기 신발을 찾지 못한다.
- 정리 정돈을 못한다. 치우려고 하다가 도리어 어질러 놓는다.
- 교통카드 충전 방법이나 지하철 표를 사는 방법을 모른다.
- 슈퍼마켓 진열대에서 다른 물건을 고른다.
- 슈퍼마켓에서 계산도 하지 않고 물건을 들고 나온다.

오감 장애

사람은 눈으로 들어오는 이차원의 시각 정보로부터 물체의 크기와 음영이 교차되는 방식과 물체의 움직임 같은 거리나 길이와 관련된 정보를 읽어 낸다. 그리고 그 정보를 바탕으로 뇌 안에서 삼차원 세계를 만들어 그것이 무엇인지 인지하게 된다.

1. 우울증, 불안 상태, 화를 잘 낸다.
   - 자식이나 아내, 이웃사람 등 누군가가 자신에게 해를 끼친다고 생각한다.
2. 사람 얼굴을 제대로 알아보지 못한다.
   - 지나가는 낯선 사람이 아는 사람으로 보인다.
   - 가족이나 친한 친구의 얼굴을 알아보지 못한다. 얼굴 사진을 봐도 얼굴과 사람을 연결 짓기 어렵다.
   - 드라마 등장 인물의 얼굴을 구별하지 못한다.
   - 단골 손님 얼굴을 알아보지 못한다. 새로이 만난 얼굴을 기억하기 어렵다.

3. 모양이나 크기를 제대로 알아차리지 못한다.
   - 크기가 다른 동전을 구분하기 어렵다.
   - 대수롭지 않은 높이나 틈 때문에 전철이나 버스에 타지 못한다. 높이 차이가 무서워서 발을 내딛지 못한다.
   - 바닥무늬가 울퉁불퉁해 보인다. 검은 매트는 구멍 같고, 반들반들한 마루는 물 웅덩이 같아 걸려 넘어질 것만 같다. 식물 무늬는 실제로 식물이 살아 있는 것처럼 보인다.

4. 미세한 색의 차이를 알아차리지 못한다.
   - 바닥과 벽과 문을 잘 구분하지 못한다. 어디가 문인지 몰라서 계속 벽을 노크했다.
   - 문 손잡이가 누르기, 당기기, 밀기 등 다양하기에 문을 자연스럽게 열지 못한다
   - 오만 원권과 오천 원권의 구별 등의 색의 차이로 지폐를 구분하기 어렵다.
   - 변기의 위치를 알기 어렵다. 똑같은 흰색이면 입체감을 느낄 수 없어 어디에 앉아야 할지 모른다.

5. 몸의 감각이 둔해진다.
   - 목욕물의 온도를 모른다. 물이 끈적끈적하게 느껴진다.
   - 목이 마르다는 감각이 없어, 수분을 보충할 타이밍을 모른다.
   - 화장실을 제때 오가지 못한다. 요의를 그다지 느끼지 못한다.

6. 미각이나 후각이 둔해지고 감각이 사라진다.
   - 간을 잘 맞추지 못해 음식이 밍밍해진다. 가족에게서 "음식이 싱거워졌다"거나 "짜졌다"라는 말을 듣는다.
   - 음식 냄새를 맡지 못한다. 유통 기한이 지나 상한 냄새도 맡지 못한다.

7. 체온이나 땀 조절이 되지 않는다.
- 냉난방이 과하게 느껴지고, 컨디션이 나빠진다. 추워서 견딜 수 없거나 엄청나게 덥게 느껴지기도 한다.

8. 시야가 한정되고 좁아진다.
- 식기가 눈에 들어오지 않아서 눈앞의 컵이나 조미료 통을 쓰러뜨린다.
- 시야에 들어오지 않아서 옆에서 걷는 사람이 보이지 않는다.
- 안내표지를 찾지 못한다. 백화점 등에서 화장실을 찾지 못한다.

9. 머리와 몸이 단시간에 피로해지기 쉽다.
- 잠깐만 작업해도 머리가 터질 것 같다. 한 번 자거나 쉬어 주지 않으면 컨디션이 나빠진다.
- 책을 잠깐만 읽어도 지친다. 내용을 이해하려 하다 보면 극도로 피곤해진다.

10. 시각, 청각, 후각이 민감해진다.
- 밝은 조명이 눈을 찌르는 것 같다. 통증을 느껴 눈을 못 뜨기도 한다.
- 안내 방송이 귀에 거슬려 지친다. 호객하는 소리나 음악이 끊임없이 흘러나와서 몹시 피곤해졌다.
- 지하철 안 다른 사람의 냄새에 민감해진다. 심할 때는 냄새를 참지 못하고 도중에 내리기도 한다.

환각 문제

존재하지 않는 사람이나 동물이 확실하게 보이는 것은 뇌 속에서도 특히 물체, 얼굴, 공간, 위치, 움직임의 인지와 관련된 부분에 장애가 생겼기 때문이며, 이러한 인지 장애를 환시를 통해 보완하려는 것일 수 있다.

1. 실제로는 없는 게 보이고, 다른 것으로 보인다.

- 침실에 낯선 남자가 보인다. 다시 제대로 보니 이불이었다.
   - 운전 중 앞 유리창에 실제로는 없는 벌레가 보인다.
2. 정지해 있는 사물이 움직이는 것처럼 보인다.
   - 식탁에서 종지에 부어 두었던 간장이 움직이는 것처럼 보인다.
   - 주차 중인 차가 움직이는 것처럼 보인다. 차 밖으로 나온 순간, 차가 슬슬 굴러가기 시작했다.
3. 실제로는 나지 않는 소리가 들린다.
   - 실제로는 없는 사람의 목소리나 인기척을 느낀다. 옆 방에서 소리가 들리고, 구급차 소리가 들리기도 한다.
4. 실제로는 나지 않는 냄새를 맡는다.
   - 마트에서 금방 사온 생선회 접시에서 실제로는 나지 않는 생선 썩은 냄새가 난다.

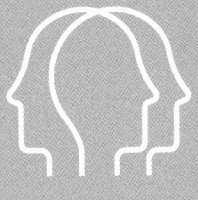

제2부

치매에 대한 새로운 생각

좋은 약이 나오더라도,

알츠하이머병 자체를 없애거나 치료할 수는 없기에…

회화와 문학 속에 그려진 치매 ❷

표현주의 화가 에드바르 뭉크(Edvard Munch)

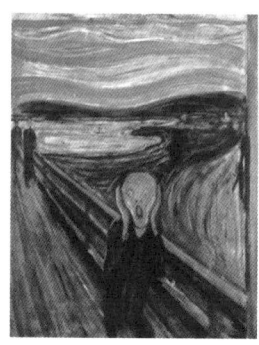

〈절규(The Scream)〉

(치매환자들이 느낄 수 있는) 내면적인 고통에서 나오는 공포감, 우울감을 표현한 작품이다.

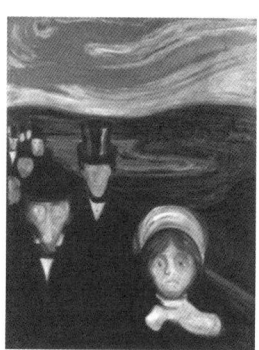

〈불안(Anxiety)〉

슬픔과 불안 공포의 화가,
그의 그림에서는 늘 흐느낌과 절규가 흘러나온다.

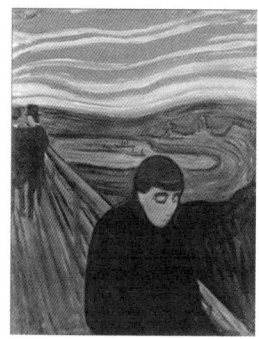

〈절망(Despair)〉

문득 바라본 하늘은 핏빛으로 빛나고, 구름은 불타오르고 있었다. (치매환자들이 느낄 수 있는) 불안한 감정을 상징적으로 표현하는 동시에, 자신의 고통과 절망이 사람들 속에서 혼자 고립되어 있는 모습으로 그려져 있다.

치매에 대하여

치매는 아직도 효과적인 치료법이나 예방법이 없고, 가까운 시일 내에 나올 확률도 낮다. 사람들이 가장 두려워하는 질병이 치매인 것도 이런 이유에서이다. 최근에 진행된 대형 연구들도 안타까운 실패라는 결과를 얻는 데 그쳤다. 신약 하나가 참신한 아이디어에서 미국 식품의약국(FDA)의 승인을 얻고 인체시험을 거쳐 시판되기까지 대략 12년이 걸린다고 한다. 대부분 효과가 없거나 또는 부작용으로 인해, 얻는 효과보다 위험성이 더 커서 결국 이 과정을 끝마치지 못한다.

이 시점에서 우리들은, 의사가 해야 할 일이란 '**가끔**'은 병을 낫게 하고 '**종종**' 병을 치료하고, '**항상**' 환자를 편안하게 만드는 것이라고 했던 히포크라테스의 가르침을 진지하게 받아들여야 한다고 본다.

지금도 우리들은 수많은 병의 치료법을 찾고 있고, **치료**를 성공으로, **관리**를 실패로 여긴다. 치매의 경우도 더 나은 방법을 찾아야만 한다고 생각하고 치료만을 유일한 목표로 삼는다. 하지만 이러한 흐름은 실패할 수밖에 없다. '**과학과 연민**' 둘 중 하나만을 추구할 것이 아니라 늘 둘을 함께 생각해야 한다. 치매를 해결할 가이드라인을 구축하려면 과학에 투자하는 동시에, 지금도 치료법이 없어서 고통받는 사람들을 잘 돌보아야 한다. 치료와 관리, 모두가 필요한 시점이다.

1. 솔로몬 카터 풀러

솔로몬 카터 풀러(Solomon Carter Fuller)는 아프리카계 미국인으로 라이베리아의 선구적인 신경과 전문의, 정신과 의사, 병리학자, 보스턴 의과대학 교수였다. 독일 뮌헨에서 에밀 크레플린(Emil Kraepelin) 교수, 알로이스 알츠하이머(Alois Alzheimer) 교수와 함께 아밀로이드 플라크와 신경 섬유 다발에 대한 연구를 발표하였다. 알츠하이머병을 정신 이상이나 노화의 결과가 아닌, 뇌의 물리적인 질병으로 규정지었다.

솔로몬 카터 풀러 박사는 노인성 치매환자의 뇌에서 아밀로이드 플라크가 나타나는 것은 사실이지만, 플라크 자체를 '특정 정신질환에서 나타나는 특징으로 간주할 수 없다'고 밝혔다. 플라크는 정신질환이 없는 고령자의 뇌에서도 30~50%나 발견되었고, 매독을 포함하여 여러 질환이 있는 젊은 사람의 뇌에서도 발견되었다. 또 노인성 치매 증상을 보이는 사람 중에서 플라크가 없는 경우도 있었다. 즉 플라크가 있어야 노년기에 치매가 발

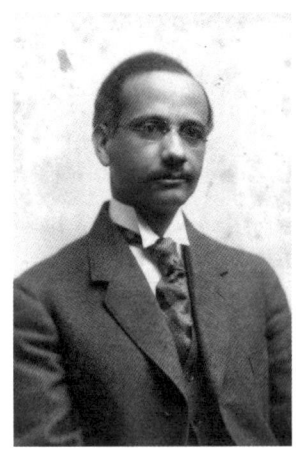 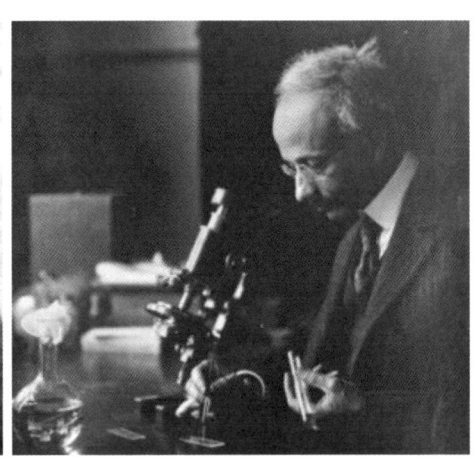

솔로몬 카터 풀러 박사 　　　　솔로몬 카터 풀러 박사의 연구실에서

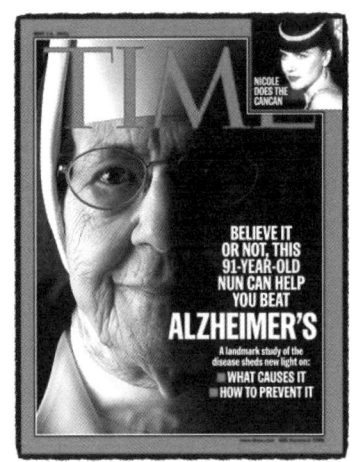
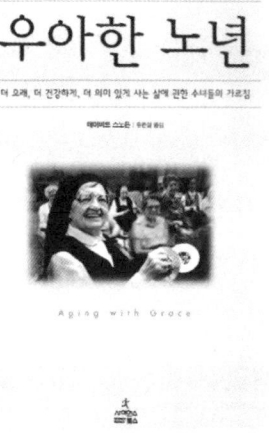

수녀 연구를 다룬 「타임」 표지　　　「우아한 노년」 표지

생하는 것도 아니고, 플라크만으로는 노인성 치매로 이어지지 않는다는 사실을 이미 100년 전에 알아냈다.

2. 수녀 연구

2000년 즈음부터 시작해서 수년 동안 진행된 '**수녀 연구**'(Nun Study)는 노화와 알츠하이머병 연구 프로젝트이다. 1986년 미국 미네소타 대학교 데이비드 스노든 교수가 75세 이상의 수녀(75~107세) 678명(이들 모두 사후에 뇌를 기증했다)을 대상으로 한 연구에서 알츠하이머병 환자에서 나타나는 것과 유사한 **플라크나 엉킨 신경 다발이 치매 증상과 반드시 상관관계가 있는 것은 아니라는 사실**이 확인됐다. 아밀로이드나 타우 단백질이 뭔가 영향을 주지만, 그 방식은 사람마다 다른 것으로 나타났다. 가령 뇌졸중이 있으면, 플라크와 신경 엉킴이 치매 증상으로 이어질 가능성이 높아진다. 교육

수준이 높거나, 치매로부터 인체를 보호하는 APOE e2 유전자가 있는 사람은 그와 같은 손상을 이겨내는 능력이 더 우수하다. 아밀로이드를 줄이기보다, 아밀로이드가 축적되더라도 그 상태로 건강하게 살아가는 방법을 찾아야 할지도 모른다. 우리들 중 분명 그런 능력을 보유한 사람들이 있다. 그 비밀을 모두가 알게 되면 얼마나 좋을까.

3. 치매 연구의 발전

치매는 단일 질병이 아니다. 암과 마찬가지로 형태가 다양하고 그중 한 가지 이상이 원인이 되는 경우가 많다. 치매의 위험요인 가운데 단일 원인으로 가장 큰 영향을 주는 것은 '**노화**'이다. 똑같은 알츠하이머병을 앓는 환자라도 병리학적 특성은 다른 경우가 많다. 뇌졸중, 당뇨, 외상, 오랜 세월 살면서 닳고 약해지는 모든 기능이 전부 그러한 특성에 영향을 줄 수 있다. 따라서 치매의 치료법을 찾는 연구는 훨씬 더 어려워지고, 80여 년의 세월을 사는 동안 누적된 영향을 한번에 싹 해결할 수 있는 기적의 알약 하나가 탄생할 가능성은 매우 희박하다. 치매의 원인이 무엇인지, 인지기능의 이상 증상을 관리하고 정상 기능을 보존하려면 무엇을 어떻게 해야 하는지, 치매를 예방할 수 있는 방법은 무엇인지, 충분히 밝혀지지 않았다. 그러나 치매가 뇌 질환이며 뇌세포가 제기능을 못하거나 사멸해서 생기는 병이라는 점에서는 모든 연구자들이 동의한다. **치매에 걸리면 뇌의 뉴런들이 사멸한다.**

에이즈도 알츠하이머병처럼 처음에는 잘 알려지지 않았다. 에이즈가 처음 발표된 것은 1981년 6월이며, 2000년으로 넘어갈 즈음에는 '전 세계'에서 네 번째로 큰 사망 원인이 되었다. 에이즈 연구에 쏟아진 막대한 지원금은 변화를 만들어 냈다. 그 상당 부분은 에이즈 근절을 외친 사회운동으로 얻어진 결과였다. 치료와 검사에만 몰두하지 않고, 사람들에게 안전하게 성행위를 하고 위생적인 바늘을 사용하는 것이 중요하다는 사실을 알린 대대적인 교육도, 감염 확산을 늦추는 데 큰 역할을 했을 것이다. 실제로 **콘돔 사용과 주사바늘 교체**를 강조한 교육 프로그램은 바이러스 노출을 줄이는 데 도움이 되었다. 오늘날 에이즈는 충분히 관리할 수 있는 만성질환이 되었다. 이제 에이즈는 효과적인 약이 마련되었고, 이를 통해 환자의 수명도 연장할 수 있게 되었다. 에이즈를 통해 우리는 바이러스가 무서울 만큼 영리하고 구조를 바꿀 수 있으며 백신을 개발하려는 노력을 물거품으로 만들 수 있다는 사실도 배웠다.

당뇨병, 심장질환과 같은 질병에 대해 의학계가 대처한 방식에서도 우리는 겸손함의 중요성을 명확히 확인할 수 있다. 이제 대부분의 의사는 더 이상 병을 근치적으로 치료하는 것이 필수적이라 생각하지 않는다. 대다수의 주요 질병이 만성 질환이기에 근치적으로 치료하려고 시도하지 않는다. 그 대신 '**관리한다**'. 목숨을 앗아갈 수도 있는 병을, 함께 계속 살아갈 수 있는 병으로, 단시간에 환자의 생명을 앗아가지 않는 병으로 만들기 위해 노력한다. 심장질환 환자의 경우 몇 가지 약으로 치료해 보고, 효과가 없으면 또 다른 약들도 시도해 보면서 행동과 식생활 변화를 장려한다. 담배는 대부분의 만성질환을 악화시키므로 환자에게 금연하도록 설득한다. 이것이 오늘날 의사들이 심장질환과 당뇨병, 폐질환, 심지어 여러 가지 암에 적용하는 접근 방식이다.

21세기 의학계는 이제 '슬램덩크'를 기대하지 않는다. 증상을 지연시키고 충분히 관리할 수 있는 수준으로 만들 방법을 찾는다. 이와 같은 접근 방식은 21세기에 나타난 질병과의 싸움에서 큰 성공을 거두었다. 단숨에 목숨을 빼앗을 수도 있는 병도 사망에 이르는 순간을 늦출 수 있는 경우가 많다. 이는 결코 사소한 성과가 아니다. 이제 다 끝났다고 생각했는데 가족들과 몇 년 더 함께 지낼 수 있는 시간을 벌 수 있다면 얼마나 좋은가. 우리는 병을 안고 더 오래 살아간다. 우리가 찾아야 하는 것은 치매를 관리하고 속도를 늦출 수 있는 방법이다. 내가 근치적 치료라고 말하지 않는 이유는 치매 치료법을 찾는 것과 치매 관리 방안을 찾는 것은 다른 형태의 일이기 때문이다. 현실성 없는 목표를 정하고 계획을 세운다면 실패할 가능성이 높다. 이는 도움이 되지 않는다. 오히려 문제해결에 더 가까이 다가갈 수 있는 다른 발전을 지연시키는 걸림돌이 될 뿐이다.

4. 콜린성 가설

알츠하이머병 연구에 있어, 특정요인이 병을 야기하는 데 불분명하거나 서로 상충되는 근거가 존재한다. 예를 들어 초기 연구자들은 알츠하이머병을 '자가면역질환'일 수도 있다고 생각했다. 즉, 인체가 스스로를 공격하는 병이며, 알츠하이머병의 특징인 플라크와 엉킨 신경섬유가 비정상적인 단백질로 인식되어 공격 대상이 되면서 증상이 나타날 가능성이 있다고 보았다. 반대로, 이 병의 특징인 플라크와 엉킨 신경섬유가 다른 무언가의 공격으로부터 스스로를 지키기 위해 인체가 만들어 낸 결과일 수도 있다는 것이다. 현재도 염증을 일으키는 신경화학물질의 형성을 촉진시켜 알츠하이머병의 병리학적 진행 과정을 가속화시키는 면역 반응에 대한 임상연구가 진행되고 있다.

1970년 초창기에 성공을 이룬 이론 중 하나가 콜린성 가설(Cholinergic Hyposthesis)이다. 알츠하이머병이 발생하면 신경전달물질인 아세틸콜린 효소의 농도가 낮아지는데, 이는 콜린이 작용하는 시스템과 기억력 약화의 관련성을 암시한다고 설명했다. 더욱 흥미로운 사실은 이 효소의 농도가 줄어든 부위와 신경원 섬유가 가장 많이 엉킨 곳이 일치했다는 사실이다. 즉, 알츠하이머병 환자의 뇌에는 콜린성 신경전달물질이 크게 부족하며 이 결핍을 해소할 수 있는 치료법을 찾아볼 필요가 있다는 것이다.

1986년 W. K. 서머스(Summers) 연구진은 '타크린'으로 치료를 받은 치매 환자의 증상이 일부 개선된 것으로 나타난, 소규모 연구 결과를 발표했다. 이로서 타크린은 FDA가 알츠하이머형 치매 치료제로 맨 처음 승인한 약물이 되었다. 타크린은 아세틸콜린이 분해되는 과정을 늦출 수 있고 뇌에 오래 남아 지속적인 효능을 발휘할 수 있다. 그러나 아세틸콜린 자체를 공급하지는 않는다. 그 기능은 뇌에서 해결되어야 할 부분이다. 알츠하이머병이 진행될수록 아세틸콜린을 만들어 내는 뇌의 기능도 사라진다. 그러니 타크린의 효과가 사라지는 시점은 반드시 찾아오게 된다. 치매 증세가 중한 환자들은 치료효과를 거의 얻지 못하는 것으로 나타났다. 또한, 알츠하이머병에 걸리면 콜린성 신경전달물질뿐만 아니라 다른 계통의 신경전달물질들도 결핍된다. 그러므로 콜린성 물질만을 표적으로 삼는 치료는 성공에 한계가 있다. 즉, **알츠하이머병 자체를 치료하지는 못한다**는 점을 지적했다.

타크린은 1993년 알츠하이머 치료제로 승인을 받았다. 그 이후 콜린성 시스템을 강화할 수 있는 약으로 1996년 도네페질, 2001년에는 갈란타민이 추가로 승인을 받았다. 그렇지만 모두 임시 방편이었으며, 일부 환자에서 일정 기간 동안 증상을 어느 정도 약화시키는 효과는 있지만 대개 그 기간은 길어야 수개월일 뿐, 연 단위로 넘어가지는 않는다. 미국에서 가장 최근인 2003년에 승인된 메만틴이라는 또 다른 약이 있으나, 마찬가지로 효능이 제한적이다. 즉 치료제는 아니며 이 기전을 근거로 효과가 더 좋은 약이 나오더라도, 치료제가 될 수는 없다. **치매약은 이게 전부다.** 수백만 달러에 이르는 돈을 들여 30여 년 연구했지만, 알츠하이머병의 진행 과정을 바꿀 수 있는 약은 아직 찾지 못했다.

    이런 콜린성 시스템 강화 약에 대한 치매 전문가의 의견은 엇갈린다. 다소 낙관적인 견해로서, 개선된 정도가 인지기능 검사에서는 나타나지 않는 수준이지만, 대화를 비롯해 수년 동안 불가능했던 활동이 가능해졌다는 보고도 들린다. 반대로 부정적인 견해로서, 이와 같은 약들은 사실상 값비싼 위약에 불과하며, 제약회사의 재산을 불려 주는 것이 주요 효과라고 주장하기도 한다. 효과가 전혀 나타나지 않는다면 정말 짜증나는 일이다. 하지만 환자 상태가 조금이라도 나아지기를 절박하게 바라는 가족들로서는 이런 약이라도 끊기가 어렵다. 한계가 있더라도 그나마 가장 나은 방법이기 때문이다. 이로 인해 이와 같은 약들은 광범위하게 처방되고 있고, 여러 종류를 함께 복용하거나 장기간 복용하는 환자들도 많다. 의사들 입장에서는 알츠하이머병의 진행 과정을 바꿀 수 있는 약이 없다는 사실을 전달하기가 쉽지 않고, 이는 환자와 가족들의 입장에서도 별로 듣고 싶지 않은 이야기다. 현재 우리가 처한 상황은 이렇다. **가진 건 이게 전부다.**

5. 무너진 아밀로이드 가설

    전 세계 엘리트 연구기관마다 뛰어난 학자들이 비상한 두뇌를 쥐어짜며 치매 연구에 매진하고 있다. 이러한 학자들 모두가 아직 치매를 치료할 수 있는 방법이 없다는 괴로운 사실과 매일 마주하고 있다. 아직까지 없을 뿐만 아니라, 베이비붐 세대가 생존하는 시대에 나올 가능성도 희박하다. 나는 이런 사실에 연민과 두려움을 느낀다. 아마 나이가 중년 이상이라면 대부분 그럴 것이다. 지금 당장 치료가 필요한 사람들에게도 이와 같은 현실은 비극이다. 연민과 두려움이 느껴지는 것은 사실이지만, 이것이 과학이고 원래 과학은 이렇게 굴러간다.

신약 개발은 잔인할 정도로 힘들게 이어져 왔다. 치매의 신약 개발 노력이 실패로 돌아간 비율은 무려 99.6%이다. 훌륭한 아이디어에서 출발하여 FDA 승인을 받고 인체 시험을 거친 다음, 시장에 나오기까지 12년 정도가 걸린다.

더 큰 문제도 있다. 치매로 이어지는 뇌의 변화는 증상이 나타나는 시점보다 수년 전부터, 어떤 경우는 **수십년 전부터 시작된다**는 점이다. 많은 과학자들은 뇌 손상이 시작되기 전부터 예방하는 것이 치매를 물리치는 가장 좋은 방법이라고 믿는다. 그렇지만 이러한 초기 대처가 장기적으로는 치매 환자를 줄이는 데 도움이 될 수 있지만, 이미 병세가 중증도 이상에서 중증 수준에 이른 환자들에게는 아무런 도움이 되지 않을 수 있다. 엄청난 노력을 기울여도 이미 뇌가 병든 사람들에게는 아무런 의미가 없을 수 있다는 의미이다.

'성공적인 시험 결과로 알츠하이머병 치료 가능성 크게 높아져' 와 같은 제목으로, 2016년 11월에 소개된 신약 '베루베세스타트(Verubecestat)'를 기억하는 사람도 있을 것이다. 제조사인 머크(Merk)사는 약을 복용한 치료군에서 부작용이 더 많이 나타나고, 인지기능이 더 악화되어, 제3상 임상 시험을 2017년 2월에 중단했다. 2002~2012년까지 총 244종의 성분이 치료제로 평가받았고, 시장 출시까지 올 수 있었던 약은 딱 하나, 메만틴뿐이었다. 그러나 이 역시 병이 발생하는 기전 자체를 변화시키지는 못한다.

콜롬비아에서 유전적으로 조기 발병 치매 소인이 있는 소규모 고립 코호트를 대상으로 진행된 시험이 있다. 1억 달러의 지원금으로 생명공학업체 제네텍(Genetech)과 NIA(국립노화연구소)가 공동으로 연구한 '크레네주맙(Crenezumab)'이라는 약이지만, 2상 임상시험에서 이미 실패한 약이다.

지난 25년간 알츠하이머병 연구지원금 가운데 가장 큰 몫은 1991년 존 하디(John Hardy)와 데이비드 올솝(David Allsop)이 제안한 **아밀로이드 가설**을 토대로 계획된 연구들에 주어졌다. 하디와 올솝은 점도 높은 베타아밀로이드 플라크가 쌓이면서 알츠하이머병의 병리학적 변화가 시작되고, 타우 단백질의 화학적 변형과 엉킴 현상, 최종적으로는 신경세포의 사멸에 이르는 여러 가지 해로운 변화가 줄줄이 이어진다는 이론을 수립했다. 이 중 베타아밀로이드 플라크가 알츠하이머병의 주된 원인이라고 보는 과학자들과 타우 단백질의 엉킴 현상에서 비롯된다는 과학자들로 나뉘었으며, 연구지원금은 베타아밀로이드 지지자 쪽으로 계속 흘러갔다. 그러나 현재 아밀로이드 가설은 흠씬 두들겨 맞고 있는 실정이다. 어쩌면 다시 회복하지 못할 수도 있다.

아밀로이드가 무조건 치매를 유발하는 것은 아니며, 아밀로이드 하나만으로 치매에 걸린다는 것도 아니라는 것이 진실이다. 솔로몬 풀러는 이미 100년 전에 현미경을 들여다보다가 이 사실을 깨달았다. 플라크가 존재하는 것과 치매 사이에 상관관계가 약하다는 사실을 알아낸 것이다. 현재까지 진행된 여러 연구에서 치매를 앓지 않고 사망한 노인들의 뇌에서 아밀로이드가 상당량 발견된 경우가 무려 30~50%나 되는 것으로 판명되었다.

지난 20여 년간 실패한 여러 임상시험 중에서 2건의 대형 시험을 살펴

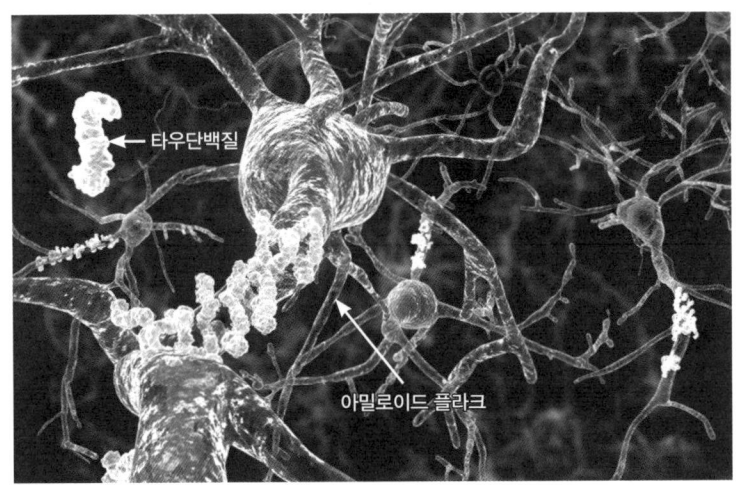

뇌신경조직에 침적된 아밀로이드 플라크의 이미지

보자.

2014년 총 200곳의 연구시설에서, 수천명의 참가자와 함께, 18개월 동안 치매 발생 위험이 높은 APOE e4 유전자를 보유한 사람과 그렇지 않은 사람을 대상으로, 아밀로이드를 줄이기 위해 바비뉴주맙(Bapineuzumab)이라는 약을 사용했다. 치료를 받은 사람에게 뇌부종을 포함한 부작용이 나타났으며, 용량이 더 높은 약을 복용한 사람일수록 부작용도 더 심했다. 시험 초기에는 희망적인 결과가 나왔으나, 정리해 보면 **임상효과는 없고, 부작용은 있는 약**이었다.

두 번째 연구는 솔라네주맙(Solanezumab)이라는 약을 이용한 것이었다. 수백 곳의 시설에서 18개월간, 경미한 수준부터 중증에 이르는 치매환자 2000명을 대상으로 진행된 이 시험 역시 통계적으로 의미 있는 임상 개선 효과는 나타나지 않았다. 이 결과는 아밀로이드 가설의 핵심 문제로 남게 되었다. 즉, 뇌 속 아밀로이드를 줄일 수는 있지만, 그렇다고 해서 병세가

나아지지는 않는다는 결론이었다. 2016년 11월 솔라네주맙을 만든 제약사 일라이 릴리(Eli Lilly)사는 개발 노력이 또 다시 실패했다고 발표했다.

바이오젠(Biogen)이라는 업체도, 아두카누맙(Aducanumab)이라는 약으로 치매의 발병 시점을 늦추는 것을 목표로 2015년 3월 예비시험, 2019년 완료를 목표로 시작했었다. 예비시험에서는 아밀로이드가 통계학적으로 유의하게 줄어들고, 인지기능이 저하되는 속도도 느려진 것으로 나타났고, 초기 보고서만으로 주식 가격이 40% 증가하는 성과를 얻었다. 부작용으로 뇌가 부어오르는 이상 증상은 투여량이 많아질수록 악화되었고, APOE e4 보유자에서 더욱 심각하게 나타났다. 시장 분석가들의 불안감도 그만큼 높아졌다.

6. 인지보유량

아밀로이드의 축적과 실제로 나타나는 증상 사이에 나타나는 괴리에 대해서 컬럼비아 대학의 야코프 스턴(Yachov Stern) 교수는 **인지보유량**(인지 비축분)으로 설명하고 있다. 인지보유량이 큰 사람은 뇌의 다양한 신경 네트워크와 그 밖에 다른 보상기전을 활용하여 뇌의 손상도가 점점 높아지더라도 기능을 유지한다. **교육과 운동, 꾸준한 지적 활동, 사회 참여**는 인지보유량에 영향을 주는 요소들이다. 또한 치매를 예방하는 요소는 아니지만 증상이 나타나는 시점을 늦출 수 있다고 한다. 유전자를 바꿀 수는 없어도 인지보유량은 바꿀 수 있다. 따라서 적극적으로 노력해야 한다.

아밀로이드의 양을 줄이는 약이 혹시라도 나온다면 반길 일이다. 약을 개발하는 일이건, 충분히 검증된 운동이나 식생활 개선프로그램이건, 혹은 전혀 다른 접근 방식을 통해 조금이나마 효과가 있는 약에 좀 더 가까이 다가갈 수 있고 그 결과로 좀 더 많은 사람들이 도움을 얻거나 더 큰 수익을 올릴 수 있다고 본다. 이처럼 다양한 중재법을 추가적으로 활용하는 방식은 실제로, 지난 수십년간 의학계에서 성취된 대부분의 성공을 이끈 원동력 중의 하나이다. 에이즈를 치료가 가능한, 사형선고가 아닌 만성질환으로 바꿔 놓은 변화에 힘을 보탠 방식이기도 하다. 이는 여러 암과 그 밖의 중증 질환에서도 적용해야 할 접근방식이다.

몇 가지 반가운 소식을 전하는 것으로서, 치매를 늦추는 방법을 찾는 노력에 진전이 있었는데, 그 효과가 약에서 비롯되지는 않았다는 소식이다. **즉 노인 인구 중 치매를 앓는 사람의 '비율'은 점점 줄고 있다.** (그러나 노인 인구가 크게 늘면서, 최초로 치매 진단을 받는 사람 수는 여전히 증가하고 있으므로 헷갈릴 수 있다)

지금까지 우리가 관찰한 몇 안 되는 긍정적인 일이고 공중 보건의 측면에서는 엄청난 일이다. 대형 제약회사가 값 비싼 약을 개발하거나 감도가 아주 좋은 CT스캔을 받아야 하는 이야기가 아니다. 공공교육을 개선하거나 심혈관 질환을 치료하는 일과 같은 공중보건의 문제이다. 운동하고, 건강에 이로운 식생활을 유지하고, 사회 활동과 지적 활동에 참여하는 것의 중요성을 강조하는 중요한 뉴스이기도 하다. 이 모든 노력이 인지보유량을 키우고, 뇌기능을 보호하는 데 도움이 된다.

80대 노인 하면 집 앞 현관에 내놓은 흔들의자에 가만히 앉아 있는 전형적인 이미지 대신, 흥미진진한 일을 막 시작하려는 노인들도 우리가 기대하는 모습에 포함시켜야 한다. 새로운 기술을 배우거나 취미생활을 해 보자. 이런 일들이 치매의 발병시기를 늦춘다고 보장할 수는 없다. 그러나 얻는 것이 무엇이건 유익한 일임은 분명하다. 무엇보다 여러분들이 느끼는 행복감이 높아질 것이다.

7. 기적의 약

　지금까지도 우리들은 과학으로 치매라는 문제를 헤쳐 나갈 길을 찾으려 애쓰고 있다. 치매환자를 돌보는 비싼 비용을 피할 수 있도록 기적의 약이 나오기를 기대하며 수십억 달러를 투자한다. 제대로 된 치료법이나 예방법이 나온다면 정말로 좋을 것이다. 그러나 그런 약이 나와도 베이비붐 세대를 구할 수는 없다. 이미 병든 사람과 뇌에 병리적 변화가 진행 중인 사람들이 존재하는 상황에서, 향후 20년 이상 치매환자의 수는 계속 늘어날 것이다. 그 수치는 예상보다 훨씬 더 클 수도 있다. 치매환자 관리에 드는 비용을 마련해야 하는 문제는 베이비붐 세대가 낳은 자녀들의 관점에서 볼 때 **쏜살같이 날아오는 유성**과 같다. 반드시 해결해야 하는 문제, 그것도 얼른 해결해야만 하는 문제다. 연구 지원금과 환자를 돌보는 비용을 더 현명하게 배분하고, 환자 관리에서 발생되는 문제들을 해결할 수 있는 좋은 방법도 떠올려야 한다.

　보다 현실적인 계획을 제시하자면, 우선 '**기적의 약**'에 모든 희망을 거는 것을 그만두어야 한다. 지난 15년간 새로 나온 약은 하나도 없고, 현재까지 개발된 약은 기껏해야 임시방편일 뿐이다. 두 번째로, 치매의 성공적인 치료를 위해서는 다각적인 중재법이 필요하다. 에이즈와 암도 이러한 방식으로 진전을 거둘 수 있었다. 세 번째로, 설사 치매약이 개발된다고 해도 공짜가 아니라는 사실을 기억해야 한다. 암치료에서 이루어진 성공은 최근 수십년간 암 치료 비용이 2배 이상 늘어나는 결과를 초래했다. 암을 더 효과적으로 치료할 수 있게 된 것은 대단히 반가운 일이지만, 치료에 그만큼 더 많은 돈을 쓰고 있다는 의미이다. 약이 개발된다고 해서 돈이 아껴지는 것이 아니라 돈이 더 든다. 언젠가 치매 증상을 완화시킬 수 있는 약이 개발된다면 너무나 반가운 일이지만, 그렇다고 돈을 절약할 수 있는 것은 아니다. (그 덕에 누군가는 큰 부자가 될 가능성이 높다.)

효과 있는 약이 만들어지더라도 치매환자를 장기간 돌보아야 한다는 사실이 달라지지 않는다는 점이 가장 중요하다. 왜 그럴까? 치매를 일으키는 뇌의 병리학적 변화는 수십년에 걸쳐 일어나기 때문이다. 신약 하나가 시장에 나오기까지는 대략 10년이 걸린다. 이 기간 동안 수백만 명이 치매 환자가 될 것이다. 이렇게 개발된 약이 병의 진행을 효과적으로 늦춘다 하더라도 생존율이 증가할 것이므로 그만큼 **돌보아야 할 치매환자는 '늘어날' 수 있다**. 장애가 있고, 관리와 지원이 필요한 상태로 더 오래 생존하는 노인 인구가 훨씬 더 많아질 것이라는 의미이다. 치매 근절이라는 환상에 무게를 두지 말고, 환자 관리라는 현실적인 방안에 더 집중한다면 이 부담스러운 문제에 대처할 수 있을 것이다.

레카네맙(레켐비: Leqembi)

2021년 6월, 알츠하이머 치매 신약이 미국 FDA의 조건부 승인을 받아, 큰 화제가 되었다. 18년 만에 신약이 등장한 것이다. 증상 완화기전을 가진 기존 치료제와는 달리 이 신약은 알츠하이머병의 원인 물질을 제거하는 기전을 가진 **항체 치료제**라 더 기대를 모으고 있다. 일본 바이오기업인 에자이와 미국 바이오젠이 공동개발한 약으로, 뇌내의 아밀로이드 베타를 제거함으로써 인지 기능 저하를 27% 억제할 수 있다고 한다. 경도인지 장애(MCI) 및 경증 알츠하이머병에 한정되며, 뇌내 미세출혈 및 부종, 뇌실의 확대, 두통의 부작용이 발견되고 있다. 콜린에스터라아제 억제제의 미미한 효과에도 불구하고, 사용이 급증한 이유는 제약회사의 엄청난 로비와 치료 효과 환상의 메커니즘이 사람들을 무비판적으로 만들기 때문이라 한다. 과연 향후에 전개가 어떻게 될지?

8. 딜레마

관리 계획은 공감에서 비롯되어야 하며, 경제적으로 유연해야 한다. 근거를 토대로 중요한 문제를 해결하는 것이 과학이다. 장기적으로 환자 관리에 드는 비용을 마련할 수 있는 현실적인 전략은 어떻게 수립할 수 있을까? 존엄성은 어떻게 지킬 것인가? 자유와 안전 사이에서 균형은 어떻게 찾아야 할까? 치매를 앓는 사람에게 좋은 죽음이란 무엇일까? 편안함과 선택권, 존엄이 결합된 환자 관리가 가능하려면 기술과 돈을 어떻게 쓰는 것이 현명할까?

정부는 요양시설 이용자를 줄이기 위한 정책을 시행 중이다. 요양원 이용 여건을 더 엄격히 강화하고, 지원금을 줄이는 한편, 관련 시설에 병상 수를 줄이도록 압력을 넣고 있다. **많은 사람들은 집에서 지내려고 하고 자신이 살던 곳에서 늙어 가기를 원한다**. 정부와 납세자는 선택의 자유를 보장하는 동시에 요양시설 이용에 들어가는 큰 비용을 부담하지 않기를 바란다. 하지만 집에 머물고 싶어하는 사람들은 서비스를 필요로 하고, 그런 서비스를 제공하려면 마찬가지로 돈이 든다. '환자가 의료시설에서 지내면, 집에 있는 것보다 돈이 훨씬 덜 들어요.'

시설에 들어가 관리를 받아야 한다고 말해야만 하는 시점은 언제일까? 무엇을 기준으로 그런 결정을 내릴 수 있을까? 안전을 보장할 수 없을 때? 지원에 들어가는 비용을 감당할 수 없을 때? 도덕과 돈, 안전, 삶의 질이 모두 얽힌 문제들이다.

9. 간병인, 간병비

치매를 앓는 사람을 돌보려면 엄청난 비용이 든다. 치매는 돈이 가장 많이 들어가는 질병 중 하나로 등극했다. 앞으로 수년 내로 이 금액은 더 늘어날 전망이다. 사회 전체가 고령화되고 치매환자 수가 더 증가할 것이기 때문이다. 요양병원의 침상을 줄이고 자택요양서비스를 권장하지만, 전체 인구 중 재택 간병 비용이 없고, 치매에 걸린 노인의 비율은 계속 늘어나고 있다. 각 가정에서 장애가 있는 노인 식구를 돌보는 데 쓰는 비용은 이미 어마어마한 수준이다. 가족들이 무급으로 제공하는 관리가 현재까지 단일 요소 중 가장 큰 몫을 차지하고 있다. 미국에서 죽음이 가까워진 노인 인구를 돌보는 부양자는 연간 200만 명이 넘고, 이들 중 열에 아홉은 무급으로 이 일을 맡고 있다.

우리는 과거 어떤 세대보다 장애를 안고 더 오래 생존한다. 은퇴 연령이 65세였던 시대에는 사람들이 70세까지 살았다. 이제는 많은 사람들이 90세 이상 생존한다. 여름내내 파티를 즐기던 베짱이와 겨울에 대비하던 개미가 등장하는 이솝우화가 떠오른다. 베짱이는 날씨가 추워지자 구걸을 다녀야 했지만, 개미는 도덕적 우월감을 느끼며 풍족하게 지낸다. 하지만 현재 우리가 속한 사회 시스템에서는 개미도 구걸을 해야 한다. 누구보다도 주의 깊게 대비한 개미조차 감당할 수 없는 만큼, 노년기에 들어가는 관리 비용이 크게 늘어났고, 돈이 필요한 기간도 길어졌다. 이 관리 비용은 정부 전체 예산 중 1/3에 해당하며, 교육이나 대중교통 예산보다도 많다.

가장 큰 걸림돌은 요양서비스를 제공하는 사람(**간병인**)에게 비용을 어떻게 지불할 것인지 그 방법을 찾는 일이다. 치매환자를 돌보는 일은 일일이 사람 손을 거쳐야 하는 고된 노동이다. 밥을 먹이고, 씻기고, 대소변을 받아내는 일은 굉장히 힘든 육체노동이다. 89%는 여성이고, 4분의 1은 외국인이므로 대체로 취약 그룹에 해당한다. **이직률이 50%**를 넘는다. 치매환자와 가족의 입장에서는 계속 사람이 바뀌면 부담이 될 수 있다. 치매에는 편집증과 두려움이 흔히 동반된다. 환자와 밀접하게 접촉해야 하는 일들을 새로운 사람이 맡게 되면, 일하는 사람이나 환자 모두 스트레스를 받게 된다. 인구 고령화가 가속화되면 가정에서 일하는 간병인의 수도 더 크게 늘어날 것이다.

지원금이 풍족하지 않고, 의료보건 분야의 기반시설이 마련되지 않는 지역에서는 치매환자들의 삶이 더욱 위험하고, 외로움도 커질 수 있다. 실제로 65세 이상 노인 인구의 상당수가 혼자서 살고 있다. 도와줄 가족이나 친지가 전혀 없는 사람도 많다.

10. 사랑으로 일하는 사람

간병을 맡은 사람들은 치매환자들을 돌보면서 생기는 고통을 짊어진다. 또래보다 건강이 나빠지고, **우울증과 심장질환 발생률**도 높아진다. 다른 사람보다 **수면도** 짧아진다. 치매는 가족력이 있는 질환인 만큼, 치매에 걸린 부모를 돌보는 사람은 나중에 치매에 걸릴 확률이 다른 사람들보다 높다. 주위에서 고립되어 친구들과도 멀어지고, 해야 할 일은 끝이 보이지 않는다. 한밤 중에도 갑자기 일이 생길 수 있다. 환자가 아직 깨어 있어서 같이 잠을 못 자거나 용변 중 사고를 치는 바람에 오밤 중에 이를 치워야 하는 일도 있다.

가족이 있더라도 간병은 우리가 떠올릴 수 있는 가장 힘들고 고된, 그 어떤 노동보다도 훨씬 더 힘든 일임을 감안해야 한다. 치매환자가 가족이나 유급 간병인에게 의존할 수 있고, 환자를 돌보는 사람들도 다른 사람에게 기댈 수 있는 지원 네트워크가 구축되어야 한다. 간병인도 도움이 필요하다. 치매라는 질병에 대한 교육도 실시되어야 하고 치매환자가 필요로 하는 구체적인 요구들을 처리하는 방법에 대한 교육도 필요하다. 가령 환자가 불안해서 어쩔 줄 몰라 할 때 진정시키는 요령이나 새로 나온 약 또는 어떤 약의 부작용에 관한 정보도 서로 공유할 수 있어야 한다. 그리고 한 숨 돌릴 시간도 필요하다. 간병인을 경시하는 것은 우리 스스로를 위험에 빠뜨리는 일이다. 그들이야 말로 안전망이고, 치매와 더불어 살아갈 수 있게 해 주는 열쇠이다.

11. 조금만 더 다정하게

85세에 이르면, 국민의 40~50%가 치매를 겪는다. 나도 그들 중 한 사람이 될 것이라 예상한다. 치매는 진행 속도가 느리다. 진단을 받은 그날부터 당장 기억력이 사라지지는 않는다는 의미이다. 남아 있는 나날들을 좋은 날로 만들려면 어떻게 해야 할까? 치매의 중증도가 경미한 수준에서 중간 정도에 머무르는 기간은 몇 년씩 지속된다. 대부분이 집에서 생활한다. 기능이 점점 사라지는 변화는 피할 수 없는 노화의 과정이다. 우리는 이 현실 속에서 어떻게 해야 행복하게 지낼 수 있는지 그 방법을 찾아볼 필요가 있다. 그렇지 않으면 행복하게 지낼 수 없다. 다른 선택은 없다. 나를 비롯한 베이비붐 세대가 꼭 필요로 하는 시점까지 치매의 치료법이 나올 가능성은 없다. 하지만 우리가 맞닥뜨리게 될 세세한 방해물을 없애면 오랜 기간 삶

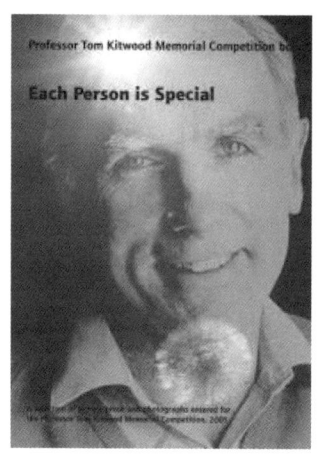

톰 킷우드(Tom Kitwood, 1937~1998)
영국의 심리학자, 목사, 대학교수, 치매 인간
중심 케어의 선구자, 『치매의 재인식
(Dementia reconsidered)』(1997) 출간

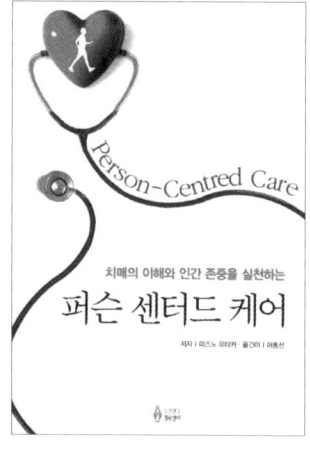

톰 킷우드: "**사람이 먼저다**"

의 질을 향상시킬 수 있다.

사회심리학자 **톰 킷우드**(Tom Kitwood)는 『**치매의 재인식**(Dementia reconsidered: The Person comes first)』에서 치매를 앓는 사람의 존엄성을 강조했다. 현대의 신경과학적 지식에 연민을 결합하여 인지기능의 특정 손상 유형을 찾는 데 주력하면서 환자와의 소통을 강화하고 불안, 초조감을 줄이는 기술을 활용해야 한다고 주장했다. 약물을 사용하는 방법 대신 물리적 환경과 소통방식, 활동을 개발하는 방식이다. 그리고 이와 같은 접근 방식을 활용하면 치매의 진행 속도를 늦추고 약물 사용을 줄일 수 있다고 생각했다. 말도 제대로 알아듣지 못하는 사람에게 그만하라고 이야기하는 것보다 상황이나 환경을 바꾸는 것이 더 효과적이다. 통증 때문에 불안해하면 통증을 치료하고, 무서워서 공격성을 보이면 환자가 겁내는 것을 찾아 없애야 한다. 권하는 것은 정원 손질, 책 읽기, 반려동물 돌보기, 취미 활동,

걷기 등이다.

12. 좋은 결말

누구도 원치 않는 죽음은 우리가 흔히 접하는 광경이다. 중환자실에 누워 있고, 바빠서 정신 없는 의료진이 한 번씩 와서 쿡쿡 찔러보고 갈 뿐, 온갖 기계와 관으로 온몸이 묶여 괴로워하는 모습 말이다. 진정제 때문에 작별인사를 고할 수 없는 상태로, 꼼짝 없이 누워 있어야만 한다. 노인들이 집에서 숨을 거두고 싶다고 이야기 하지만, 병원에서 세상을 떠나는 사람의 75%가 65세 이상인 환자이다.

치매의 진행 단계는 '전반적 퇴화척도(Global deterioration scale)'라는 기준에 따라 나뉜다. 단계별 지속기간은 사람마다 굉장히 다양하다. 몇 달 만에 한 단계에서 다음 단계로 넘어가는 사람도 있지만, 한 단계에 몇 년씩 머무르는 사람도 있다. 그러나 이전 단계로 되돌아 가지는 않는다. 치매의 최종 단계인 7단계가 되면, 에이즈, 암을 비롯한 어떤 질병보다도 두려워할 만한 특징이 나타난다. 즉, 이 단계에 이른 환자의 25%는 6개월 내로 사망한다. 치매 말기가 되면 걸을 수도 없고, 앉아 있지도 못할 뿐 아니라 머리를 가누지 못하는 경우도 있다. 하루 종일 침대에 누워서 지내고 말을 한 마디도 하지 못하거나 다른 사람이 하는 말을 알아듣지 못한다. 대소변을 못가리는 증상도 기본적으로 나타난다. 중증 치매환자의 약 90%는 음식을 삼키거나 먹는 것도 어려운 지경에 이른다. 통증은 그 어느 때보다 강력하게 느껴지지만 어디가 어떻게 아픈지 말할 수가 없어, 통증을 찾아내거나 치료하기도 어렵다. 이 단계가 되면 치매를 치료하는 일은 현실적으로 목표가 될 수 없다. 이때가 되면 죽은 뉴런의 숫자가 너무 많다. 환자가 편안하게 지내는 것을 목표로 삼아야 한다.

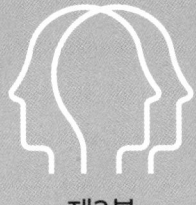

제3부

간병인들이 알아야 하는 치매지식

이전과 달라졌다. '진작에 알았더라면…'
치매의 증상은 삶의 방식과 인생사에 따라 다르게 나타나기에…

회화와 문학 속에 그려진 치매 ❸

영국의 화가 윌리엄 어터몰렌(William Utermohln)

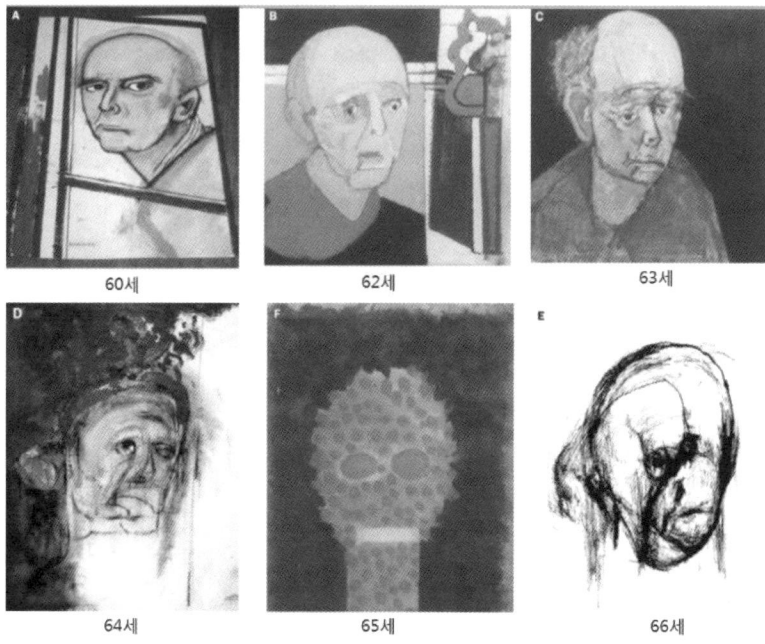

61세에 알츠하이머병 진단받은 후, 5년간 자화상을 그리기 시작했다. 자신의 얼굴에서 눈, 코, 입의 공간적 배치가 일그러지더니, 이후 단순해지고 결국은 사라진다. 그의 자화상에서 가장 눈에 띄는 것은 '**표정이 사라졌다**'는 점이다.

1. 뇌의 각 부분이 담당하는 기능

전두엽은 '이마엽'이라고도 하는데, 어떤 일을 스스로 계획하고 판단해 행동으로 옮기는 일을 담당한다. 단어를 소리 내어 말하도록 하는 운동언어 중추도 전두엽에 있다. 뇌세포 안에 담긴 기억들을 바깥으로 꺼내 놓는 기억 인출 역할도 한다. 이외에 집중력과 절제하고 참는 일, 배뇨 기능 조절, 성적인 조절 기능도 담당한다. 전두엽은 우리 뇌의 약 3분의 1을 차지하는 큰 부위로, 다리의 움직임을 담당하는 운동 세포들이 있어 보행 중추라고도 한다. 전두엽이 망가지면 어떤 일이 일어날까? 일단 계획하고 판단하는 일이 잘 안 되고, 수행 능력이 저하된다. 무덤덤해지거나 의욕이 없어지고, 집중력이 떨어져 산만하게 된다. 기억 인출이 안 되니 무엇인가 힌트를 주지 않으면 잘 기억하지 못한다. 참을성이 없어지고 감정 조절이 잘 안 되

전두엽(이마엽)
뇌의 앞부분. 즉 이마 위에 있는 엽으로 이 부분에는 언어 센터가 있어 말하는 능력을 담당한다. 또한 지능이 존재하는 곳으로 추리하고, 기억하는 일을 담당하며 성격을 결정짓는 복잡한 행동을 맡는다.

두정엽(마루엽)
뇌 가운데 맨 위쪽에 위치한 엽으로 전두엽 뒤에 있다. 두정엽은 수학·물리학적 사고를 담당하고 있으며, 피부 및 여러 가지 기관을 통해 들어온 정보를 종합하는 일도 담당한다.

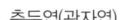

측두엽(관자엽)
청각, 미각, 후각에 관련된 정보를 처리하는 곳으로 측두엽은 전두엽 바로 아래 양쪽 귀 옆에 위치한다. 언어와 기억에도 큰 역할을 한다.

후두엽(뒤통수엽)
뇌의 뒤쪽에 있는 엽으로 주로 시각 정보를 담당한다. 모양, 색깔, 움직임 등 눈에 입력된 정보는 곧 후두엽에 전달된다. 후두엽은 빛이 있을 때에만 정보를 주고받을 수 있다.

뇌의 부위별 역할

며 성적인 과잉 반응을 보이기도 한다. 요실금도 생기고 걷는 기능이 저하되어 두 다리를 질질 끌며 자주 넘어지게 된다.

　측두엽은 뇌의 옆부분에 위치하는데 관자놀이 근처라서 관자엽이라고도 한다. 측두엽의 안쪽에는 해마라는 부위가 있으며 좌측은 언어적인 기억력, 우측은 공간적인 기억력을 담당한다. 측두엽에는 언어를 이해하는 감각언어 중추가 존재하며, 청각 중추가 있어서 소리를 분별하게 한다. 즉, 측두엽이야말로 기억력과 가장 관련이 깊으며 특히 알츠하이머 치매에서는 측두엽에 위치한 해마 부위가 가장 먼저 손상을 받게 된다. 측두엽이 망가지면 깜빡깜빡 무엇을 잊어버리는 등 기억력이 저하되고 언어 이해력과 장소를 기억하는 기능도 저하된다.

　두정엽은 전두엽의 뒤쪽으로 뇌의 중간과 윗부분에 위치하고 있다. 마루엽이라고도 하며 숫자를 계산하는 기능과 신체적인 감각을 느끼고 좌우를 구분하는 기능, 공간 인식 기능을 담당한다. 두정엽이 망가지면 계산이나 좌우 구분을 잘 못하며 공간 파악 능력이 저하되어 길을 잃어버리는 증상이 나타나게 된다. 이뿐만 아니라 글을 읽지 못하고, 팔다리에 마비 증상이 일어나지 않는데도 옷 입기나 머리빗기 등 어떤 일을 수행하는 것을 잊어버리는 실행증이 나타난다.

　후두엽은 뇌의 뒷부분을 차지하고 있어서 뒤통수엽이라고도 한다. 눈을 통해 얻은 사물에 대한 정보는 시신경을 통해 뇌로 전달되고 후두엽과 연결되어 물체를 인식하게 된다. 따라서 후두엽이 망가지면 사물을 봐도 정확하게 인식하지 못하게 된다. 색깔과 모양, 크기를 구분하거나 인식하지 못하게 되어 친한 사람의 얼굴도 알아보지 못하게 된다.

　뇌의 가운데 안쪽은 변연계와 편도체라는 감정 기억 뇌세포들이 차지하고 있다. 그리고 치매 중 가장 흔한 노인성 치매인 알츠하이머 치매 같은 경우, 뇌지도가 망가지는 순서가 있다. **가장 먼저 측두엽의 해마가 망가지고 그다음에는 두정엽, 전두엽, 후두엽의 순서로 망가지게 된다.** 즉, 치매의 증상을 예측할 수 있다는 의미이다. 뇌지도의 연결고리들이 다 망가지기 전에 우리는 미리 예측하고 대비할 수 있는 시간적 여유가 있다고 볼 수 있다.

2. 치매의 4가지 유형

1) 알츠하이머 치매

치매환자의 약 60%를 점하는 것이 알츠하이머형 치매이다. 알츠하이머형의 특징은 건망증으로부터 시작되지만, 건망증이 언제 시작되었는지 물으면, '1년 전부터', 혹은 '2~3년 전부터'라는 식이어서 증세가 나타나는 시기는 확실치 않다. 증상은 완만하게 진행된다. 급격히 악화될 경우에는 다른 질환이 더해졌을 가능성이 높다. 예를 들어, 고령자는 '폐렴' 등이 겹쳐도 열이 나지 않는 경우도 많기에, 본인이 제대로 설명하지 않으면 가족들은 알아차리지 못한다. 유감스럽게도 알츠하이머 치매의 원인은 아직 밝혀져 있지 않다. 알츠하이머형은 처음에 해마의 위축이 일어나고 거기에 공간이 생기면서 뇌실이 확장된다. 해마는 기억 저장 창고이다. 작아지게 되면 기억이 쌓이지 않고 계속 흘러넘쳐 버린다. 알츠하이머형 치매에서는 해마의 장애가 현저하게 나타난다. 해마의 크기는 보통 지름이 1cm 정도이고, 길이가 5cm 정도인데 1억 개 정도의 신경세포가 존재하며 한 개의 신경세포가 대략 2~3만 개의 신경세포와 네트워크를 형성하니 작지만 기억력에 어마어마한 영향을 미친다.

2) 혈관성 치매

뇌의 혈관이 막히거나 터짐으로써, 그 부분의 뇌기능이 나빠져 생기는 치매를 혈관성 치매라고 한다. 최근에는 뇌혈관 장애 예방과 치료가 진전됨에 따라 이 유형에 걸리는 사람이 줄어들고 있고, 그 증세도 가벼워지고 있다. 장애를 일으킨 부위, 장소에 따라 특정 능력은 저하되지만, 다른 능력은 괜찮은 등, 기능 저하가 일정치 않다. 특징으로는 의욕 저하나 울적함, 감정 조절 실패(emotional incontinence) 등을 들 수 있다. 감정 조절 실패는 슬프지도 않은데 억지 울음을 운다든가, 우습지도 않은데 웃는 등 감정을 잘 조절하지 못하게 되는 것을 말한다. 기억 장애는 심하지만 인격이나 판단력은 유지되는 것도 특징의 하나이다. 알츠하이머형에 비하여 비관적인 분위기가 강하다. 의욕 저하로 재활 훈련이나 주간 요양 서비스도 싫어하는 경우가 많으므로 적극적으로 권유하는 것이 필요하다. 또한 고혈압, 당뇨, 고지혈증, 흡연 등 위험인자를 많이 가진 사람에게 흔한 것도 특징이다. 전두엽에 혈류 저하가 보이는 것도 특징이다.

3) 루이소체형 치매

루이소체형(Lewy body)은 뇌의 신경세포 내부에 루이소체라 불리는 둥근 모양의 물질이 나타나며, 후두엽의 혈류가 저하된다. 특징은 환각을 들 수 있다. '흰 소복을 입은 여자가 방구석에 있다'는 등 생생한 환각을 본다. 환각으로 본인이 곤란스러워 하는 경우는 적은 대신, 완고하고 끈질긴 것이 특징이다. 파킨슨병의 증상이 많이 나타나며 그중에서도 손이나 목 등 신체 부위의 떨림, 근육 경직, 운동기능 장애 등이 두드러진다. 가장 많은 증상은 안정 시 떨림이다. 증상이 진행되면 오히려 떨림은 없어지나 근육경직으로 진행되어 떨림이 멈춘 것이며, 오히려 몸이 굳어져 움직임이 어렵게 되기 때문에 일상생활에 지장을 초래한다. 운동기능 장애는 근육 경직의 연장선상에서 움직이지 못하게 되거나, 동작이 느릿느릿해진다. 종종 걸음으로 걷기에, 증상이 진행되면 낙상사고가 많아서 '넘어지는' 치매로 불린다. 이는 골절의 원인이 되며, 도파민(Dopamine)이라는 신경전달물질이 관여하고 있는 것으로 추정된다.

4) 전두측두형 치매

뇌의 전두엽이나 측두엽의 위축이 원인이 되어 발병한다. 65세 이하의 치매환자에게서 많이 볼 수 있다. 이 병의 특징은 전두엽이나 측두엽 양쪽에 장애가 생기기 때문에 물건을 훔치는 등 '반사회적 행동'이 많이 나타난다. 진료 중 망설임 없이 자리에서 일어나 밖으로 나가려는 사람도 있다. '내 갈 길을 가는 행동(going my way behavior)'으로 불리기도 한다. 풀이해 보면 갖고 싶은 물건이 있으니 가져가는 것일 뿐, 훔친다는 죄의식이 없는 것이다.

3. 치매에 이르는 7단계

1단계: 발병 전 20년 또는 그 이상 지속 가능, 평소에 가끔식 깜빡한다.
2단계: 경미한 인지력 감퇴(20년간 지속 가능)
- 이따금 건망증을 겪는다. 남들이 알 수도 있다.

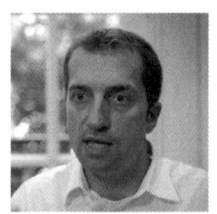

세바스찬 크러치(Sebastian Crutch)
유니버시티 칼리지 런던, 퀸스퀘어 신경학연구소, 신경심리학 교수. 예술 참여와 치매 연구, 비정형 알츠하이머병을 연구한다.
"일상적인 계단 오르기만으로도 치매 유형을 예측할 수 있습니다."

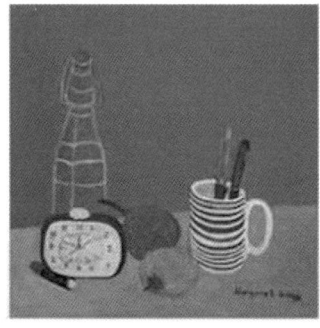

① 기억장애

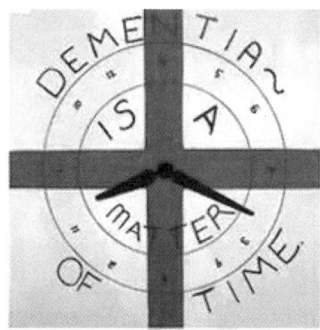

② 인격장애

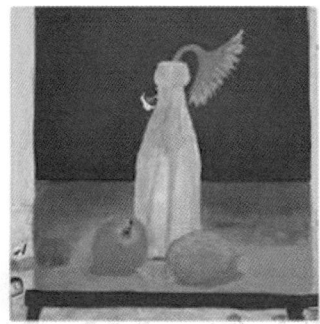

③ 언어장애

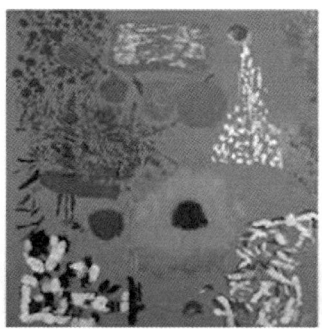

④ 시각장애

유형마다 다르게 나타내는 동일 대상 화병 정물 그림
① 기억장애는 전형적인 알츠하이머 치매환자의 그림으로, 화병이 투명하게 그려져 있다.
② 인격장애는 전두측두형 치매로, 행동, 성격 장애로 인해, 현실과 전혀 다른 자신 만의 그림을 그리고 있다.
③ 언어장애는 원발성 진행성 실어증으로 읽기, 쓰기의 어려움을 나타내고 있다.
④ 시각장애는 후방피질 위축(벤슨 증후군)으로 잘 보존된 기억이지만, 얼굴이나 물체를 인식하는 데 어려움을 나타내고 있다.

- 일상 활동은 여전히 가능하다.

3단계: 경도 인지 장애(1~3년간 지속 가능)
- 남들이 알 정도로 건망증을 겪는다.
- 불안감을 느낄 수 있으며, 일에 지장을 받는다.
- 일상 활동은 여전히 가능하다.

4단계: 경도에서 중증도 치매로 진행(1.5~2년 또는 그 이상 지속 가능)
- 이때 보통 공식적인 치매 진단이 내려진다.
- 운전하기 힘들다.
- 불안해하고 공격적이 되고, 사람을 피한다.
- 돈 관리에 어려움을 겪을 수 있다.

5단계: 중증도에서 중증치매로 진행(1.5~2년 또는 그 이상 지속 가능)
- 이제 돈 관리가 어렵다.
- 운전이 불가능하다.
- 불안해하고 공격적이 되고 사람을 피한다.
- 정신 혼란이 나타난다. 흔히 주소와 각종 번호를 잊어버린다.
- 개인 위생 관리가 어려워진다.

6단계: 중증치매(2~2.5년간 지속 가능)
- 일상 활동이 불가능해진다.
- 전문적인 돌봄이 필요하다.
- 성격이 변한다(공격성 또는 침묵).
- 종종 가까운 가족을 알아보지 못한다.
- 한 간병인에게 전적으로 매달린다.
- 수면 주기가 심하게 불규칙해진다.

7단계: 치매의 마지막 단계(1~2년 지속)

- 모든 일상 활동에 도움을 받아야 한다.
- 무반응 상태가 될 수 있다.
- 흔히 먹는 것을 거부한다.
- 걷기 힘들다.
- 불안감을 덜 느낀다.
- 대개 대소변을 가리지 못한다.

4. 이런 증상이 나타나면 치매를 의심하자

치매를 어떻게 진단할까? 누군가를 치매로 진단한다면 기억력을 포함한 두 가지 이상의 인지기능이 저하되어 **일상생활을 하는 데 장애가 생기는 상태**라는 의미이다. 인지기능은 기억력, 언어기능, 시공간 기능, 전두엽 기능, 계산력, 판단력 등을 말한다. 본인 또래의 정상인 인지기능 수준과 비교해 기억력, 언어기능, 시공간 기능, 수행 능력, 계산력, 판단력 중에서 세 가지가 하위 15% 미만으로 측정될 때, 치매의 가능성이 높은 것으로 진단한다.

검사결과상 치매를 의심할 정도로 인지기능이 저하되어 있다면 그로 인해 일상생활에 문제가 생겼는지를 확인해야 한다. 즉 기억하기, 단어 말하기, 계산하기, 어떤 일을 계획하고 스스로 행동으로 옮기기, 정리정돈하기, 외부사항이나 사회적 관계에서 적절하게 판단하고 대응하기, 새로운 장소를 찾아가고 길을 기억하는 일 등에 조금씩 어려움이 생겨 '**이전과 달라졌다**' 혹은 '약간 이상해졌다'라고 느낄 때이다.

인지기능 저하 외에도 눈에 띄게 '**성격 변화**'나 행동의 변화가 나타난다면 치매를 의심해 봐야 한다. 치매의 위험인자를 갖고 있으면서, 모든 일을 귀찮아하고 사람 만나기도 싫어하며 말수가 줄고 기억력이 저하되는 사람은 치매를 의심해 봐야 한다. 치매의 위험인자란 치매의 가족력이 있거나 노화, 뇌경색이나 뇌출혈 등 뇌손상을 입은 경우, 고혈압, 당뇨, 고지혈증 등 심혈관 질환이 있는 경우, 흡연이나 과음을 하는 경우, 비만인 경우 등도 포함된다.

5. 치매의 특징: 얼버무리기, 돌아보기 징후

실제로 진료과에 따라, 관심 진단 분야가 상당히 달라지는 경우도 종종 있다. 예를 들어 앞으로 구부린 자세로 힘없이 걷는, 기운이 전혀 없는 할아버지가 병원에 내원했다고 가정할 경우, 정신과 의사는 '우울증', 신경과 의사는 '파킨슨병', 치매 전문의는 '알츠하이머 치매', 신경외과 의사는 '다발성 뇌경색'이라고 진단하는 상황이 생길 수 있다. 또한 질환의 진행 시기도 영향을 미치게 된다. 알츠하이머병의 경우, '얼버무리기'나 '돌아보기 징후'가 있다. 환자는 진찰실의 평소와 다른 환경과 낯선 사람 앞에서 매우 긴장한 채 '똑바로 하지 않으면 안 돼'라는 생각에 필사적으로 매달려, 집에 있을 때보다 증상이 경감되는 경우를 자주 볼 수 있다.

- 얼버무리기: 기억나지 않는다는 것을 숨기기 위해 이유를 둘러대 그 상황을 피하려 하는 것, 알츠하이머병 환자가 잘한다. 기억 장애는 있지만, 사회성은 유지되므로 주변에서 이상을 눈치채기 쉽지 않다.
- 돌아보기 징후: 질문을 받았을 때 말이 떠오르지 않거나 기억이 안 나는 경우, 도움을 구하기 위해 가족 쪽을 돌아보는 것. 가족이 곁에 없더라도

그런 동작이 나타나는 경우가 있다. 치매의 특징이다.

6. 치매는 심한 시력저하를 동반한다

눈은 외부로 통하는 문이라고 볼 수 있다. 치매는 시각 시스템(대뇌피질)에 피해를 입어 이미지가 전혀 다르게 처리되어 공간 인지와 동작 인지, 명암 인지에 장애가 생긴다. 그에 더해 시력까지 떨어지기 때문에 사물을 보려면 빛이 더 많이 필요해지고, 시야가 좁아지고 동공이 명암 변화에 훨씬 느리게 반응하게 된다.

공간 인지 장애는 치매 초기 단계에서도 나타날 수 있으며 거리 가늠을 힘들게 만든다. 운전할 때도 긴 복도를 걸을 때도 문제가 생길 수 있다. 또 전체적인 조영이 어려워져 식탁 위 여러 물건 중 일부만 인지한다. 동작 인지 장애는 음식이 입으로 들어가는 데 얼마나 시간이 필요할지 짐작할 수 없는 것을 말한다. 음식이 입으로 다가가기 한참 전부터 입을 벌리고 있거나, 반대로 입을 꾹 다물고 있어 음식을 거부하는 것처럼 보인다. 명암 인지 장애는 흰 식탁보가 깔린 식탁의 흰 찻잔을 알아보지 못하는 것이다.

또 다른 심각한 증상은 시력 저하이다. 글을 읽고 쓰고 TV를 보는 것 자체도 점점 힘들어진다. 중증치매의 경우, 시야가 좁아져서 흔히 말하는 '관 모양' 시야가 되어, 관을 통해 세상을 보는 것처럼 바로 앞만 보이게 되어, 옆이나 뒤에서 다가오면 전혀 인지를 못하고, 낙상의 위험도 높아진다.

끝으로, 치매환자는 명암의 변화에 적응하는 속도 역시 느려진다. 화창한 날 밖으로 나오면 잠시 동안 아예 앞이 보이지 않는다. 또한 노인들은 중년보다 빛이 더 필요하다. 불을 어둡게 하면, 노인들은 거의 보이지 않는다.

이런 문제점을 유념하여 항상 환자의 입장에서 바라보려 노력해야 하고, 환자의 환경을 개선할 수 있도록 고민해 보자.

7. 조기 진단이 필요한 이유

1. 치매가 아니라 다른 치료 가능한 뇌질환이나 신체 상태일 수도 있다. 갑상선 질환, 비타민 B_{12} 부족, 약물 중독, 우울증, 건망증, 불안 등 치매와 유사한 증상을 보이는 환자 중 5~10%는 치료 가능한 질환으로 추정된다.
2. 치매는 흔히 우울증, 수면 장애, 심한 불안을 동반하기에 이런 추가적인 문제를 치료하면, 환자의 정신 상태도 개선된다.
3. 치매에는 여러 형태가 있다. 약 처방이나 효과적인 처치도 다를 수밖에 없다. 루이소체 치매와 파킨슨병 환자에게는 유익한 약이 다른 치매환자에게는 오히려 부작용을 일으킬 수도 있다.
4. 알츠하이머병 유전적 변이처럼 남은 가족의 유전성 여부가 문제될 수 있다.
5. 조기 진단을 받으면 환자의 변화를 미리 예측하고 준비할 수 있다. '**진작에 알았으면**' 쓸데없이 다툴 일이 줄었을 것이다.
6. 힘들 때는 누구나 도움이 필요해진다. 문제의 원인에 대한 설명으로 도움의 손길을 받을 수 있다.
7. 간병이나 병원 치료 등의 경제적인 문제, 유언장 같은 법적인 문제 등에 조기 결정이 가능해진다.

8. 치매의 증상: 삶의 방식과 인생사에 따라 다르다

치매의 증상은 너무나도 다양하다. 치매가 있는 사람이라면 누구에게나 나타나는 '**중심 증상**'과 사람에 따라 나타나는 방식이 전혀 다른 '**주변 증상**'으로 나뉜다.

중심 증상은 기억 장애, 방향감각 장애(지금이 언제인지, 자신이 있는 장소가 어디인지 모른다), 판단 장애, 사고 장애, 언어나 숫자와 같은 추상적 능력의 장애를 들 수 있다. 주변 증상으로는 물건을 놓아 둔 장소를 잊어버리고 '도둑맞았다'고 우기는 도둑 망상이나, 배우자가 바람을 피우고 있다고 의심하는 질투 망상(부정 망상)과 같은 망상 상태, 불면, 억압 상태(느낌이나 생각이 억눌려 답답한 병적 상태), 불안이나 초조로 인해 배회하기, 배설물을 가지고 노는 행위, 수집 행위, 공격성 같은 행동 장애까지 다양한 증상을 들 수 있다.

중심 증상은 뇌 장애가 직접적인 원인이지만, 주변 증상은 중심 증상에 심리, 상황, 신체적인 요인이 합쳐져 2차적으로 발생한다. 요즘에는 주변 증상을 BPSD(Behavioral Psychiatric Symptoms of Dementia)라고 한다. 즉 치매에 수반되는 행동 장애와 정신 증상으로 정신행동문제 또는 행동심리증상으로 총칭된다. 중심 증상에 정신적인 불안과 혼란 등 여러 가지 요인이 더해져, 야기된다는 뜻이다. 중심 증상은 뇌 장애가 원인이므로 의학적으로 설명할 수밖에 없다. 하지만 주변 증상을 이해하기 위해서는 치매라는 병을 살아 가는 한 사람, 한 사람의 삶의 방식이나 살아온 길, 현재 생활까지 볼 줄 아는 눈이 필요하다.

치매가 무엇인지 묻지 말고, **치매환자가 어떤 사람인지 물어라**. 그러면 치매라는 핸디캡을 갖고 있으면서도 열심히 노력하고 있는 모습의 그들을 인식하게 된다.

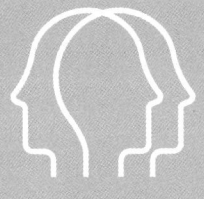

제4부

요양병원에서 고려되어야 할 사항

국가는 도울 뿐, 결코 국가가 가족을 대신할 수 없다.
그들의 불행과 비참함은 우리가 만들어 낸 것이다.

회화와 문학 속에 그려진 치매 ❹

후기인상파 화가 빈센트 반 고흐(Vincent Van Goah)

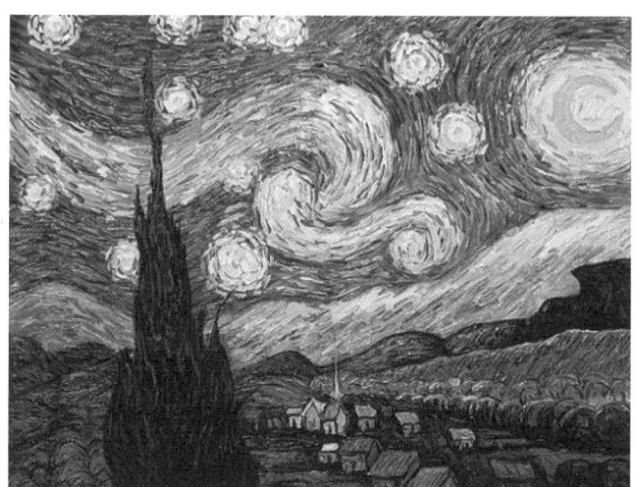

〈별이 빛나는 밤에(Starry night)〉

이 그림이 보여 주는 것은 소용돌이치는 별빛 아래 우울하게 드리워져 있는 생레미 요양원의 모습이다. 그러나 이 풍경은 실제의 생레미와 다소 다르다. 이 그림에서 드러나는 풍경은 고흐의 내면 자체라고 볼 수 있다. 이 그림을 보고 있으면, 아름답기보다 주체할 수 없는 고독감에 휩싸여서 불안에 떨고 있는 한 영혼의 불행을 느낄 수 있다.

정신건강 의학으로 본 시각

고흐가 정신병원에 입원했을 때, 의사들의 진단은 뇌전증(간질)이었다. 이런 진단을 내린 근거로서, 주기적인 흥분과 우울의 교대, 사소한 것에 대한 격한 분노, 예민한 상태, 기억 상실, 환각 증상, 발작증에 나타나는 위험한 행동, 고양되는 기분, 과도하고 부적절한 친밀감(점착성, Viscosity), 지나친 대인관계의 집착 등이다. 고흐 그림의 특징적인 소용돌이치는 듯한 붓터치도 그가 간질 중에 겪게 되는 이상 감각을 표현한 것이라는 해석도 있다.

1. 가족, 끊을 수 없는 인연

　지금 병원에 입원한 치매환자의 연령은 70~90대로, 대부분 1935~1950년대 태어나 유교사회의 전통을 따르고 있었다고 할 수 있다. 한국전쟁, 유신 정권, 산업화 시대를 겪으면서 86아시안게임, 88올림픽, 한강의 기적을 통해 경제성장의 혜택을 보게 되었고, IMF 이후, 고용 불안과 빈부 격차가 벌어지면서 우리 사회가 포스트 모던 사회로 이행하는 것도 겪게 된 세대이다. 선진 산업국가들도 산업사회로 변화하는 데 200~300여 년의 시간이 걸렸다. 압축 성장의 대표로 꼽히는 일본도, 메이지 유신을 거치면서 산업사회로 성장하는 데 100여 년의 시간이 필요했다. 이에 반해 우리나라는 1960년대 산업사회로 발을 뗀 이래, 겨우 **30년 만에** 산업사회로 전 사회가 상전벽해의 전환을 이루었다. 70~90대의 할아버지, 할머니들은 300여 년의 사회적 변화를 단기간에 몸으로 겪었고, 이런 압축 성장의 고통이 무의식 깊숙이 자리 잡은 것으로 생각된다. 이와 같이 지금 노인 세대들의 과거를 우리가 이해하면 좀 더 관대하게 치매 증상을 대할 수 있을 것이다. 지금과 같은 저출산 시대에 아기의 출산은 전 사회적으로 축복받는 일이다. 반면 지금 노인의 삶은 사회에 부담을 주는 존재로서, 환영받지 못하고 있다. 하지만 아이의 탄생을 축하하듯, 노인의 삶 역시도 존중받아야 한다. 사회적 약자에 대해 가혹하고, 사회복지체계의 안전망이 미흡한 우리나라에서 치매환자가 된다는 것은 자신이 갖추고 있는 무장을 모두 해제당하고, 맨몸으로 정글에 던져진 것이나 다름 없다. 하지만 치매는 차라리 죽는게 나은 질병이 아니라, 치매임에도 불구하고 잘 살아야 하는 질병이 되어야 한다.

　치매환자는 증상이 어느 정도 진행되고 나면 기억이 점차 사라지면서 옆

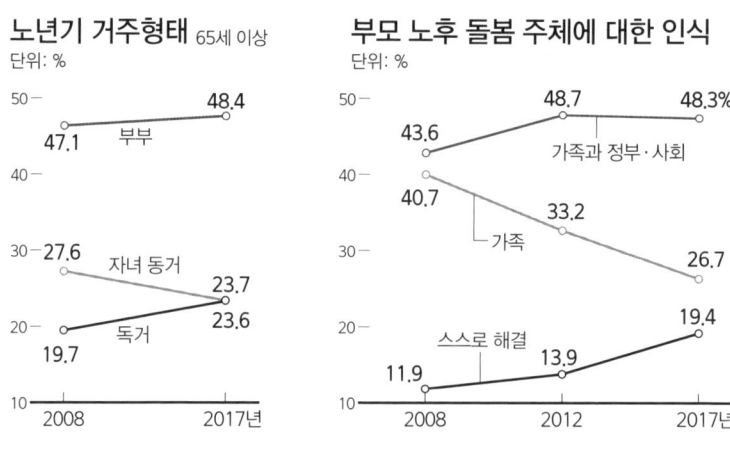

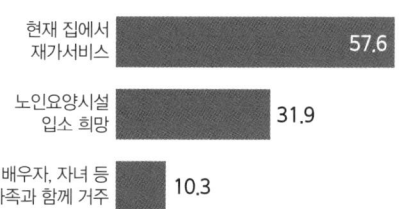

국가가 가족을 대신하는 정책은 번번히 실패로 돌아 갔다.
국가는 도울 뿐, 결코 국가가 가족을 대신할 수는 없다.

에서 누가 간병하고 있는지를 모르는 경우도 많다. 많은 치매환자를 보아오면서 느낀 점은 환자가 조금이라도 기억을 하는 동안, 그리고 뇌기능이 조금이라도 정상적으로 작동 중일 때 함께하는 시간을 최대한 가지라는 것이다.

2. 베이비부머에 대한 이해

　베이비부머는 제2차 세계대전 후 세계 대부분의 나라에서 발생한 거대한 인구집단이다. 전쟁 이후 인구가 급증하는 이유는 군인들이 돌아온 사회는 역동적으로 성장하며, 이는 출산에 긍정적인 영향을 미친다. 국가는 자녀 양육에 필요한 경제적 부담이 줄어들고, 정부도 부족한 노동력을 채우기 위해 출산을 적극 장려한다. 전쟁을 통한 의료기술의 발달은 유아 사망률을 크게 감소시키고, 짧은 시간 내에 '베이비부머'라는 거대한 인구집단이 세계적으로 발생하게 된다. 우리나라는 6·25 전쟁 직후인 1955년부터 1963년 사이에 출생한 사람들을 베이비부머 세대라고 하며, 총 737만 명으로 전체 인구의 14.4%를 차지한다. 베이비부머 세대가 고령화됨에 따라 노인의 수는 증가하지만, 노인을 돌볼 비공식적 조력자가 될 아동의 수는 줄어들 것이다. 이는 치매환자 관리 문제를 더 심각하게 만들게 된다. 치매에 걸리게 되면 무서운 건, 죽는 것이 아니라 가족에게 남겨질 아픔과 고통이다. 치매에 따른 치료비는 정도의 차이는 있지만, 연간 약 2,000만 원 정도 소요된다. 10년 정도로 계산해도 2억 원이다. 우리는 치매 비용을 얼마나 알고, 얼마나 잘 준비하고 있는가?

　치매환자가 발생하면 처음에는 대부분 가벼운 증상이어서 배우자나 자녀들이 돌보기 시작하지만 일정 시간이 지나면 환자의 증상이 심해지고 거동을 못해 대소변을 가리지 못하게 된다. 우울증이 심해지면 과격하고 위험한 행동으로 자해를 할 수 있어 전문적인 치료와 관리를 해 줄 수 있는 시설인 요양병원, 요양원을 찾게 된다. 시설로 환자를 보내는 과정에서 환자와 보호자, 간혹 가족들 사이의 갈등이 첨예하게 대립되기도 한다. 환자는 보호자와 떨어지기 싫어서 화를 내거나 물기도 한다. 평상시 환자는 보호

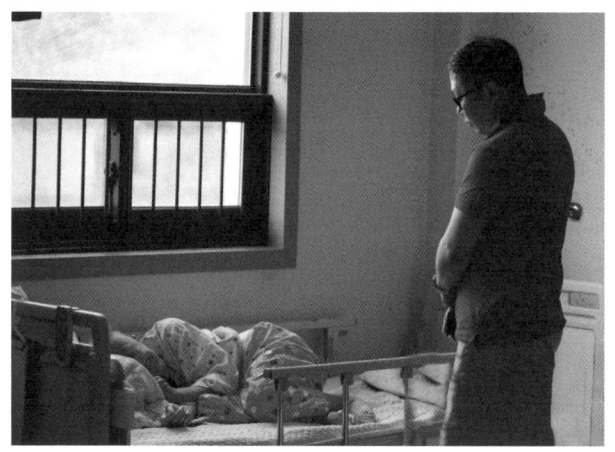
때 늦은 가족의 면회, 무슨 사연이 있길래…

자에게 화를 내기도 하지만, 그래도 가장 의지하는 사람은 발병 후, 자기를 돌보아 온 보호자를 가장 신뢰하기 때문이다. 가족들 간의 문제는 비용 부담도 있지만, 또 하나의 요인은 요양병원과 요양원을 방문하여 여러 환자가 함께 있는 병실을 둘러보고 심적 갈등을 느끼기 때문이다. 사실 치매환자들이 함께 쓰는 다인실(4, 6, 8인실)에서 보여 주는 환자들의 모습들은 안쓰럽고, 마음을 무겁게 만든다. 부모와 배우자를 집이 아닌 다른 곳에 두고 온다는 일종의 죄책감이 불필요한 감정 싸움으로까지 확대되기 때문이다.

3. 치매와의 전쟁 vs. 치매와의 공존

정부는 2008년 9월 '치매와의 전쟁'을 선포했다. 그리고 2017년 9월부터 '치매 국가책임제'를 도입, 시행하고 있다. 이에 반해, 일본은 2015년 '치매와 지역사회 공존'을 강화한 '신오렌지플랜'을 내놓았다. 한국 정부가 보건

복지부의 영역으로 치매 국가책임제를 제시한 것과 달리, 일본은 주무부처인 후생노동청과 내각관방, 내각부, 경찰청, 금융기관청, 소비자청 등 11개 부처가 공조 체제를 구축해 정책을 시행하고 있다. 환자가 치매라는 이유로 일상을 포기하지 않고 '본래 생활과 최대한 유사한 환경에서 사람들과 교류하며 지낼 수 있도록 배려하는 제도'이다. 즉, 의료시설 입원이나 요양시설 입소보다, 치매환자가 **거주하던 지역에서 지속적으로 살아갈 수 있도록** 하는 재택 생활 지원 서비스 강화에 초점이 맞추어져 있다. 치매와 지역사회 공존을 추구하는 일본 정부는 치매교육을 이수한 인지증 서포터즈 양성에 힘을 쏟고 있다. 치매 상식과 환자 대응법이 담긴 90페이지 분량의 교본을 활용해 6시간 교육을 받으면 누구나 자격을 얻을 수 있다. 인지증 서포터즈가 착용하는 주황색 팔찌는 치매환자를 잘 이해하고 있고, 도와줄 준비가 돼 있음을 뜻한다. 2020년 1,200만 명에 이르러 일본 전체 인구의 약 10%가 인지증 서포터즈로 활동할 것으로 보인다. 일본에서는 치매를 '치료'와 '격리'의 대상이 아닌 사회 전체가 '관리해 나가는 질병'으로 보고 있다. '치매환자의 인권 고양과 관리의 효율성', '고령자 의료비 재원 고갈' 등의 문제가 맞물리며 정부 차원에서 '지역사회 내 치매환자 돌봄' 비중을 늘리는 추세이다.

4. 치매 비용

건강보험 심사평가원이 발표한 2015년 건강보험에서 지급된 진료비는 58조 원으로 지난해 보다 6.4% 증가했으며, 이같은 진료비 증가는 고령층의 진료비가 다른 연령층에 비해 상대적으로 늘어난 데 따른 것이다. 65세 이상 노인 인구의 진료비는 전체 진료비의 30.8%나 차지했다. 노인 인구가 건강보험 적용 인구의 12.3%에 불과한 것에 비하면 평균보다 약 3배 정도 진료비를 더 쓴다는 의미이다. 지난해 65세 이상 노인의 입원비 가운데 가장 큰 비중을 차지한 것은 '알츠하이머 치매'로, 치매로 인한 입원 진료비는 매년 20~30%씩 급증하고 있다.

5. 고려장, 사회적 입원

요양병원은 일반 급성기 병원에서 진료나 수술을 마친 환자가 좀 더 요양을 필요로 할 때나, 만성질환자들이 낮은 의료 비용으로 이용하는 개념의 병원으로 이해할 수 있다. 요양병원 도입 초기에는 정부에서 보조금을 지급할 정도로 병원 설립을 장려했지만 이후 병원 설립을 규제하는 방향으로 정부정책이 전환되었다. 요양병원은 그 자체로는 급성기 병원의 의료 비용을 줄이는 역할을 하고 있기에 단순히 요양병원이 늘어난다 해도, 의료 비용이 늘지는 않는다. 만약 요양병원이 없다면 요양병원에 입원해야 할 환자들이 급성기 병원으로 입원할 수밖에 없으므로 결과적으로 더 많은 의료비용이 증가하게 될 것이다.

병원을 전전하면서 자신의 숙식을 병원에서 해결하는 환자도 있을 수 있으며, 요양원에 입소해야 할 환자가 요양병원에 입원하는 경우도 있는 것이 사실이다. 이런 생활 목적의 입원은 대부분 생활보호 대상자로, 의료급여를 받는 환자가 대부분이다. 이런 **사회적 입원**을 하는 이들은 대부분 고령으로 앓는 질환이 한두 개 이상 없는 사람이 없을 정도이다. 이런 사람이 자신이 아프다고 이야기하면서 입원하겠다고 하면, 이를 막을 방법이 사실상 없다고 보아야 한다. 쉽게 말하자면 풍선효과처럼, 요양병원의 입원을 막게 되면 풍선이 다른 쪽으로 부풀어 오르게 되어 다른 곳에서 오히려 의료비 지출이 증가하게 되는 것이다. 유일한 해법이 있다면 가장 근본적인 것으로 생활보호 대상자들에 대한 사회적 지원과 복지 혜택이 더 확대되어야 한다는 점이다. 이렇게 되지 않는 이상 어떤 규제를 한다고 하더라도 이런 사회적 입원은 사라지지 않을 것이다.

6. 입원 전 재가 서비스 이용하기

보호자가 주변 가족들에게 도움을 요청할 수 없는 경우가 있다. 가족 자체가 없거나 경제적 어려움으로 생계를 버리고 환자에게 전념할 수 없는 경우, 국가가 지원하는 재가서비스가 유용하다. 대표적인 공적 서비스인 재가서비스는 65세 이상이거나, 65세 미만 일지라도 노인성 질병 대상자일 경우, 국민건강보험공단에 장기요양 인정 신청을 하면 심신 기능 상태에 따라 장기요양등급을 받을 수 있다. 등급별로 지원되는 재가급여의 월 한도액 안에서 본인부담금 15%를 내면 방문요양, 방문목욕, 방문간호, 주·야간 보호, 단기 보호 등의 서비스를 이용할 수 있다.

7. 요양병원 선택 시 고려사항

- 식사 수발: 치매가 중증 이상으로 진행되면 혼자서 식사가 불가능해진다. 이런 환자들은 요양 보호사나 간호사가 식사 수발을 해 주어야 하는

데, 식사 수발을 하는 것은 생각보다 쉬운 일이 아니다. 환자가 좋아하는 식성과 식사하는 속도에 맞추어야 하고 삼킴 기능이 약한 환자들은 쉽게 삼킬 수 있도록, 수저의 양을 알맞게 조절해서 수발해야 한다. 환자의 상태에 신경쓰지 않고, 식사 수발을 하다가 가끔 흡인성 폐렴으로 발전하는 경우도 있다. 따라서 잔반이 항시 많이 나오는 병원은 식사가 원활히 이

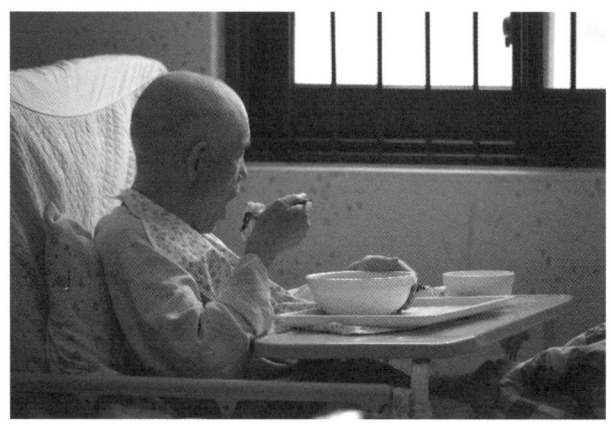

식사, 엄숙한 '종교의식'. 드셔야 생존하기에…

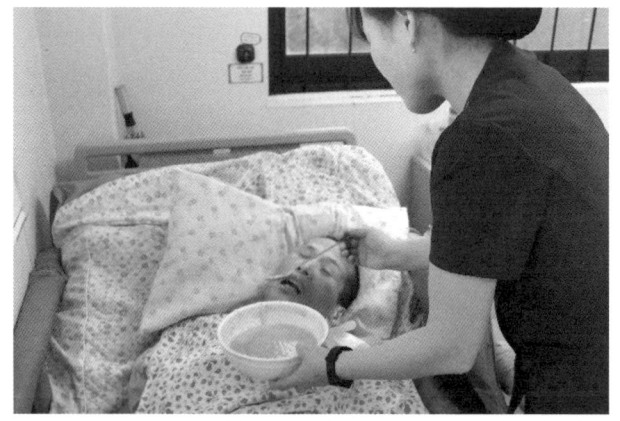

전인 간호를 하는 '백의의 천사들': 미음을 먹여드리는 모습

루어지지 않는다고 판단할 수 있다.
- 넓은 공간: 환자들이 답답해 하지 않고 운동할 수 있을 정도로 넓은 공간이 있는지가 제일 중요하다. 좁은 공간에 많은 환자가 입원해 있는 경우, 입원 생활도 갑갑해지고 스트레스가 가중되어 병원 생활을 힘들게 느낀다.
- 진료 부서(의사, 간호사, 요양보호사) **이직률**: 치매환자들은 갈수록 증상이 나빠지는 경우가 대부분이기에, 익숙해진 진료 부서의 사소한 변화는 환자들에게 심한 스트레스가 되기 쉽다.

8. 요양병원 입소 불안을 잠재우는 작은 배려

- 요양시설에 입소 전, 입소자의 증상, 치매 발병 이후의 경과, 할 수 있는 일, 할 수 없는 일, 좋아하는 것, 생활 패턴, 생활사, 성격, 가족이나 이웃과의 관계 등을 포함한 상세한 정보가 의료진에 전달되도록 한다.
- 아침 조회 시간에는 의사, 간호사, 케어스태프, 물리치료사, 사회복지사, 영양사, 원무과 직원 등 모든 스태프가 모인다.
- 되도록 입소 전에 가족과 함께 시설을 미리 방문하도록 한다.
- 이러한 대응으로 입원, 입소 반응을 최소한으로 억제할 수 있다. 즉, 종잡을 수 없는 행동, 치매 증상의 악화, 원인 불명의 발열 등의 심리적, 신체적 반응을 최소화할 수 있다.

9. 치매환자 입원 시 경험하는 문제들

- 입원 환경에 동반되는 문제들
  1. 환경의 급격한 변화에 당황하게 된다.
  2. 표지판이 많고, 획일적이고 이해하기 어려운 환경에 노출되어 현실감각을 잃기 쉽다.
  3. 입원실 이동이나 베드 이동이 많으며, 자기 존재의 위치 파악이 되지 않는다.
  4. 각종 소리와 빛 등의 자극에 과잉 반응을 보이게 된다.
- 신체 증상에 관한 문제들
  1. 각종 검사와 치료에 따른 고통이 생기기 쉽다.
  2. 자신의 신체 증상을 정확하게 전할 수 없는 의료 지시가 답답하게 느껴지고, 의사소통에 장애가 생기기 쉽다.
  3. 식수, 음식 섭취에서 탈수, 영양 저하가 되기 쉽다.
  4. 변비, 비뇨 장애가 간과되기 쉽다.
  5. 인지기능 장애와 시력, 청력 저하에 대한 개별적 배려를 받기가 곤란하다.
- 사회 관계에 관련된 문제들
  1. 입원 초기에는 의료진과 익숙하기, 소통하기가 어렵다.
  2. 그동안 친숙해 왔던 간병인, 간병 환경과 멀어진다.
  3. 가족과 멀어지기 쉽다.
- 정신기능에 관한 문제들
  1. 정신착란증세(섬망)와 그에 따른 합병증을 일으키기 쉽다.
  2. 주변 증상(BPSD): 자극과민성, 초조, 흥분, 탈억제, 망상, 환각, 우울, 불

안 등이 발생하기 쉽다.

3. 우울증, 불안이 간과되기 쉽다.

입원할 때, 고려해야 할 동의서:

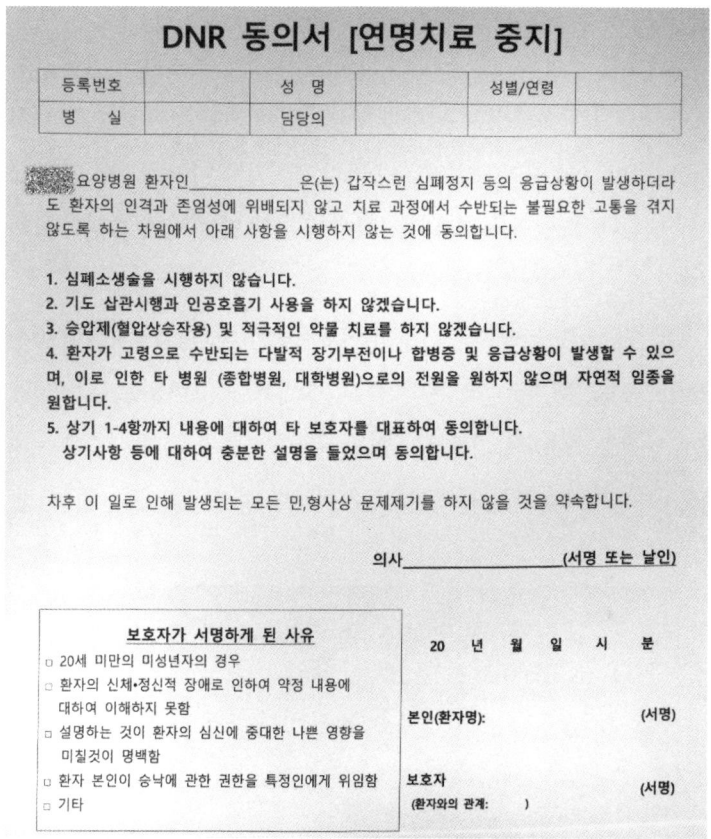

연명 치료 거부(Do not resuscitate) 동의서로 심장 정지 시 심폐소생술을 하지 않겠다는 내용이다.

10. 그럼에도 불구하고 씩씩하게 살아내는 길

여기 치매에 걸린 두 노인이 있다. 우울한 눈빛으로 배회하는 노인을 묶어 두고 '편히 쉬라고' 말한다. 욕창이 생기고 표정은 산송장같이 딱딱하다. 그러다 죽음을 맞는다. 똑같이 치매에 걸렸어도 예전의 솜씨를 발휘해 가며 하루하루를 열심히 사는 노인이 있다. 그의 웃는 얼굴에는 인생을 달관한 사람만이 가질 수 있는 투명함과 상쾌함이 느껴진다. 두 삶에는 너무나 큰 차이가 있다. 이 차이는 치매라는 병의 차이가 아니라 그들이 처한 상황 때문에 생긴다. **그들의 불행과 비참함은 우리가 만들어 낸 불행이며 비참함이다.**

치매에 대한 일반적인 이미지로서 이곳저곳을 배회하고, 자신의 배설물을 가지고 놀고, 소지품을 도둑맞았다고 우기고, 공격성을 보인다. 명백한 장애로 양성증상이라 불리며 정신신경과에서는 주로 이러한 증상을 치료한다. 그러나 실제로 치료할 때 곤란한 점은 이 병이 살아가는 에너지를 서

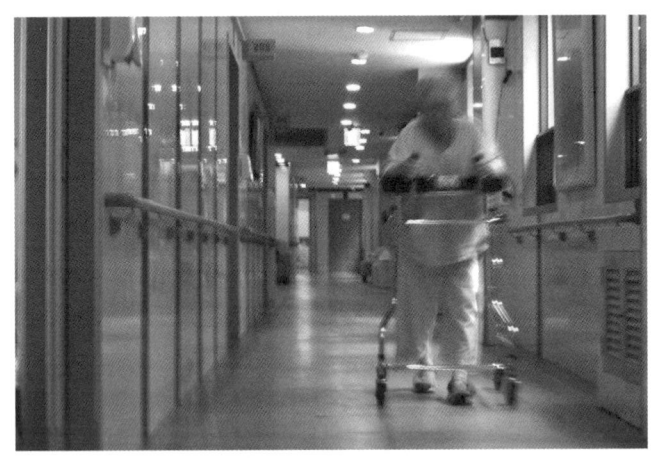

실내 보행운동. 씩씩하게, 열심히…

서히 앗아간다는 데 있다. 그 결과 기력이 떨어지고 만사가 귀찮아져서 온종일 집에만 틀어박혀 있게 된다. 이러한 증상은 음성 증상이라고 불리며 의욕 장애가 대표적인 증상이다. 치매 치료의 가장 어려운 과제는 이러한 증상을 극복해 생명의 불꽃을 지켜내고, 치매라는 병 속에서도 씩씩하게 살아갈 수 있는 길을 찾아내는 것이다.

11. 휴대폰 그리고 귀소 욕망

사람의 마음은 양파와 같다. 그 양파를 한겹 한겹 벗기면 결국 마지막에는 자존심이 남는다. 치매환자에게도 남의 생각은 중요하다. 그들 역시 체면을 구기고 싶지 않다. 치매환자들은 자신의 증상을 속이기 위해서라면 실로 대단한 창의력을 발휘할 수 있다. 거짓말, 핑계, 둘러대는 말, '이야기 지어내는 솜씨'가 너무 감쪽 같아서 지내다 보면 놀라는 경우가 많다. 한동안 '**집으로 가고 싶다**' 하다가 안 된다고 하면 휴대폰으로 있지도 않은 통증

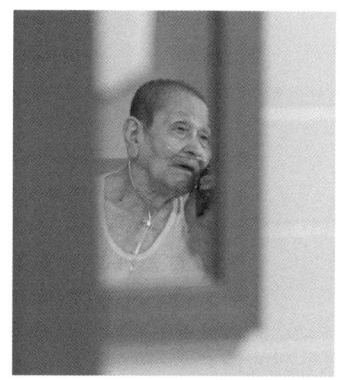
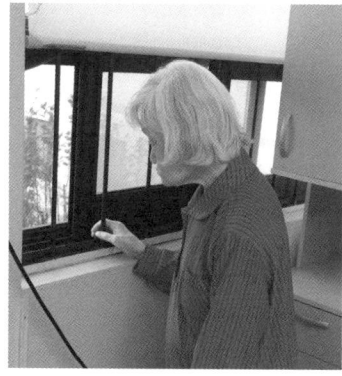

"언제 올 거니" 집으로 가고 싶다

이나, 넘어졌다는 낙상사고나 절도사고 등을 수시로 보호자나 경찰서에 신고하여 외진이나 외출 후 시치미를 뚝 떼고 지내는 경우들도 있다. 남이 시키는 일을 하기 싫은 이유는 자기 인생은 자기가 주도하고 싶은, 안 된다고 하는 데 대한 저항일 것으로 판단된다.

    치매환자의 진실은 우리의 진실과 다를 때가 많다. 그들은 우리들의 세상과 전혀 다른 세상에서 산다. 그들의 눈에 비친 세상은 너무나도 빠르고 복잡하고 예측할 수 없다. 하지만 그들 역시 안전과 확신이 필요하기에 나름의 진실을 만들어 낸다. 그 진심은 우리의 논리 밖이지만, 그들에게는 버팀목이 되어 준다는 사실이 중요하다. 치매환자의 말에 깔린 감정이 무엇인지 파악하여 그 감정에 반응하려고 노력하는 편이 훨씬 더 유익할 수 있다.

12. 집단 독백

언어와 이치를 뛰어넘은 교제

"오늘 날씨 참 좋구먼"
"맞다, 맞다. 우리 아들은 참 좋은 녀석이야. 회사에서 대장이라고."
"오늘 밥 정말 맛있었어."

    누군가 한 사람이 웃는다. "너무 웃는 거 아니야?"라고 말하면서, 또 다같이 웃는다. 테이블 하나에 둘러 앉아 하루 종일 질리지도 않고 이야기를 나눈다. 화제는 집안일, 친구 이야기, 옷 이야기 등으로 대부분 옛날 이야기다. 이야기가 집중되거나 깊어지는 일은 없다. 제멋대로 그리고 일방적으

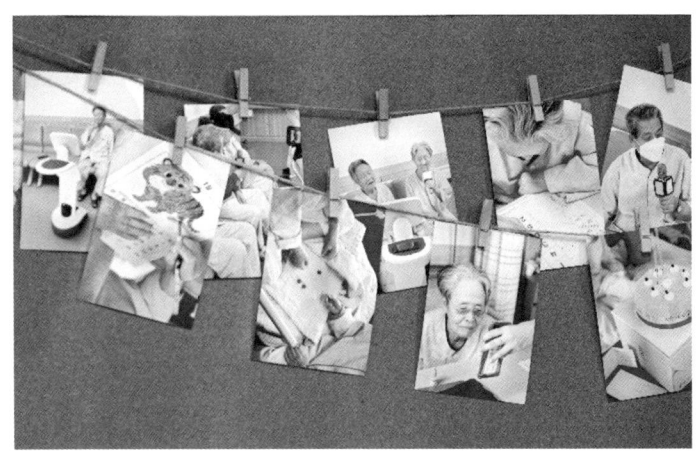

품위를 유지하면서, '생'을 마무리하고자 머무는 곳, 요양시설…

로 자기 이야기를 하고, 상대방은 아무 이야기나 맞장구를 치고 장단을 맞춘다. 그런데도 지당하다는 듯이 서로 고개를 끄덕이고 웃음을 터뜨리며 상당히 적극적으로 이야기를 주고받는다. 따라서 그들이 나누는 대화는 '**가짜 대화**'라고 불린다. 여기에는 치매라는 병을 갖고 있는 사람들이 아니면 다다를 수 없는 이치나 언어를 뛰어 넘은 교제가 있다고 생각된다. 모든 허식을 벗어 던진 인간과 인간의 관계가, 원초적인 모습으로 거기에 존재한다. 이러한 느낌은 말로 표현하기가 어렵다. 애당초 치매의 세계는 언어를 초월한다고 느끼는 경우가 많다. 그래서 나는 언어를 통해 치매를 이야기하는 것에는 언제나 허무감을 느껴 왔다. 특히 상당히 진행된 사람에 대해 이야기할 때 이러한 느낌은 더 강해진다. 물론 본인의 상황에 따라 근심 없는 얼굴이 쉽게 사라지기도 한다. 신체적으로 힘들어지고, 치매가 더욱 깊게 진행되면 또 다시 혼동의 길을 걸어갈 수밖에 없기 때문이다.

13. 치매환자의 몸과 마음을 모두 살핀다

　치매 케어에서 유념해야 할 것은 크게 두 가지로 정리할 수 있다. 먼저 병을 병으로 정확히 인식하는 것이다. 이를 위해서는 치매라는 상태를 명확히 파악하고, 생활 속에서 그들이 안고 있는 불편이 어떤 것인지를 알아야 한다. 그들이 할 수 없는 일은 요구하지 말고, 할 수 있을 법한 일은 빼앗지 않는다는 의미이다. 그러나 치매 케어는 이것만으로는 부족하다. 치매를 살아가는 한 사람, 한 사람의 마음에 가까이 다가가 그들의 인생을 그대로 들여다볼 수 있어야 한다. 이를 위해서 그들의 현재 생활 상태를 파악하고, 기회가 있을 때마다 그들이 살아온 이야기를 들을 수 있도록 관계를 돈독히 하고자 노력해야 한다. 이 두 가지 관점을 종합하는 것이 치매 케어의 기본이다.

　첫 번째 관점에 너무 기울면, 마음이 빠져 있는 케어가 되고, 두 번째 관점에 너무 기울면, 의지뿐인 케어로 전락해 때때로 중대한 몸의 변화를 놓치는 실수를 범하게 된다.

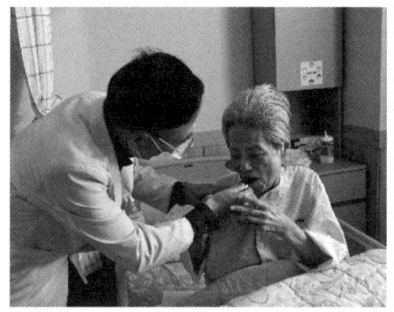 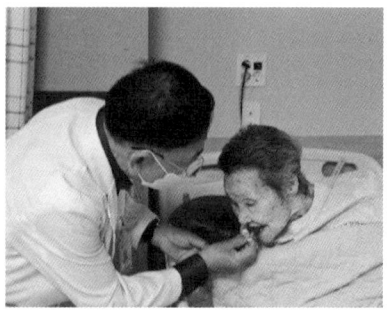

매일 아침, 서로의 마음을 여는 모닝 초콜릿

14. 사랑이 답이다

　사랑 없이 살 수 있는 인간은 없다. 힘들고, 고단할 때, 몸과 마음이 뜻대로 움직이지 않을 때 더욱 사랑이 필요할 것이다. 사랑은 다섯 가지 언어로 말한다. 첫 번째는 진심을 담은 칭찬과 사랑을 담은 말이다. "나는 네가 좋아." 두 번째는 따뜻하고 부드러운 신체 접촉이다(쓰다듬거나, 만져 준다). 세 번째는 선물이요(예를 들어 꽃, 초콜릿 같은 과자…). 네 번째는 도움의 손길이다(같이 잡아 주거나 기다려 주는 것). 마지막 다섯 번째는 관심이다.

15. 요양병원: 네거티브 카오스, 인권 사각지대, 재울 것인가? 깨울 것인가?

　우리가 만들어 낸 불행, 비참함, 직원들의 편의를 위해 만신창이가 된 환자들, 약으로 얌전하게, 대화도 없고, 표정도 없는 환자들, 요양시설의 만성적인 일손 부족, 높은 이직률, 저임금이라는 대표적인 문제와 **환자 학대**, 직원과 경영자의 윤리관 결여, 전문성의 결여, 요양질의 저하, 과도한 보도, 고령자 학대 방지법 등의 모순이 산더미처럼 쌓여 있는 곳으로 인식되기도 하는 곳이 요양병원이다. 하지만 요양병원에 근무하는 입장에서 가장 억울한 비난을 꼽으라면 바로 '요양병원에서는 환자의 인권을 무시한다'라는 것이 아닐까 싶다. 환자를 학대한다, 간병을 편하게 하기 위해 약을 먹여서 재운다, 환자에게 폭력을 행사한다, 환자를 묶어 둔다, 환자의 물건을 마음대로 가져간다 등등. 이 중 대부분은 근거 없는 얘기들이지만, 그 이야기들 이면에는 보호자들이 병원을 잘 믿지 못한다는 뼈 아픈 진실이 있는 것 같다.

결론적으로 이런 괴담이 나도는 근본적인 이유는 보호자와 병원 간의 신뢰가 부족하다는 것이다.

신체보호대는 중심정맥관이나 기관 삽관 등 각종 생명 유지 장치가 고정되도록 신체나 손에 장갑을 끼우는 행위, 낙상으로 인한 손상을 막기 위해 신체를 묶는 행위, 자해 또는 가해를 예방하기 위해 신체를 묶는 행위 등에 사용하도록 보건복지부에서 규정하고 있다. 재미있는 사실은 면회를 자주 오는 보호자들은 쉽게 이해를 하지만, 환자를 자주 보지 못했던 보호자일

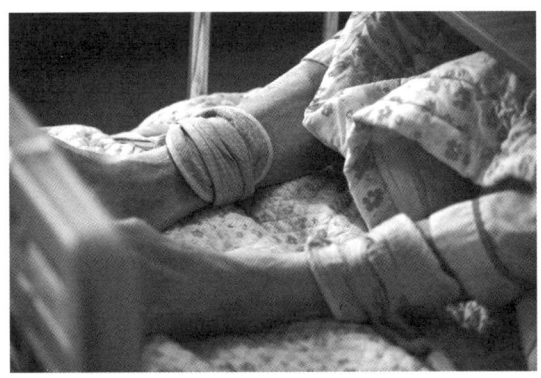

환자의 안전이냐? 인권이냐?

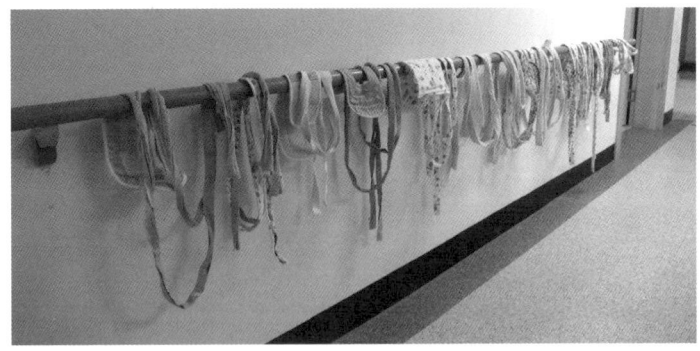

여러 종류의 억제대(팔, 다리, 몸통)를 말리고 있다.
최소한의 사용, 그러나 부족한 인력문제로…

수록 환자가 치매라는 사실을 잊고, 환자의 말만 100% 믿기에, 오해가 생길 여지가 많다는 것이다.

낙상사고는 책임 소재를 두고, 환자 보호자와 병원 간의 갈등과 법적인 분쟁이 자주 일어나는 분야이다. 살아 있다면 조금이라도 걸어보고 싶고, 자신의 손으로 식사를 하고, 용변을 해결하고 싶은 것이 사람의 본성이다. 그렇기 때문에 병원의 편의보다는 환자를 위하는 병원일수록, 더 큰 낙상사고의 위험 부담을 안을 수밖에 없는 딜레마가 생긴다. 반면 영리만을 바라고 인력을 적게 쓰는 병원일수록, 누워만 있는 와상상태의 환자가 많아지게 된다. 작금의 현실에서 환자의 빠른 회복을 바라는 병원에서는 이런 낙상 위험을 비롯한 각종 사고의 위험이 높아지는 것을 알면서도 이를 감수하고 있다는 사실을 알아주었으면 좋겠다. 막을 수 있는 사고는 막아야겠지만, 그렇다고 사고의 가능성 자체를 없애기는 불가능하지 않겠는가? 사실 많은 요양병원들이 어려운 상황 속에서도 환자를 위해서 의료진과 직원들이 노력을 아끼지 않고 있다는 것을 알아주었으면 좋겠다.

16. 폐용 증후군

요양시설 입소 후 지금까지 해 왔던 일, 하고 싶은 일들이 없어지면, 몸과 마음이 급격하게 쇠약해진다. **"원래 집에서 죽음을 맞이하고 싶지만, 가족들을 위해 병원에서 죽는다"**, "죄송합니다. 너무 오래 산 것 같습니다. 더 이상 살고 싶지 않습니다."

아직 자기 힘으로 걸을 수 있는 사람을 가두어 둔다 → 와상상태 → 입으로 먹지 못하게 된다 → 치매 증세가 더 심해진다 → 콧줄 삽입 → 손발 포박, 욕창, 폐렴 이러한 가정, 염려, 딜레마들이 상존할 수 있는 곳이 요양병원이다.

17. 포괄수가제

　의원이나 병원, 종합병원 등의 수가체계는 의료 행위를 하면 한만큼 수가가 늘어나는 '행위별 수가제'를 운용하는 반면, 요양병원은 의료 행위를 얼마나 많이 했는지와 상관없이 진료비가 정액으로 정해져 있다. 이를 '포괄수가제'라고 한다. 1인당 정액수가는 환자의 중증도와 간호 관리의 필요도에 따라 5단계(선택입원군, 의료경도, 의료중도, 의료고도, 의료최고도)로 나뉘어 있고, 뇌혈관 질환, 파킨슨병 등 특정한 병명이 있거나 인공호흡기를 해야 하는 등의 환자는 높은 수가가 책정된 반면, 스스로 거동할 수 있는 환자군(선택입원군)은 수가가 낮게 책정되어 있다. 또한 사회적 입원을 경계하고 있기에 본인부담금 비율을 높여, 입원하지 않도록 유도하고 있다.

　행위별 수가제의 단점이 수익을 위하여 '과잉 진료'를 할 가능성이 있다는 점이라면, 포괄수가제의 단점은 이와 반대로 동일한 액수의 진료비가 책정되어 있기에 꼭 필요한 약제조차 처방하지 않는 '과소 진료'의 위험성이 존재한다. 따라서 병원 선택에 있어 진료비를 너무 낮게 책정하는 병원은 이런 **'과소 진료'**의 위험과 함께 운영에 필요한 인력들을 적게 고용함으로써, 비용을 절약할 가능성이 있다고 보아야 할 것이다.

18. 적정성 평가

건강보험 심사평가원에서 실시하는 평가로서, 요양병원에 대해서는 구조 부문(요양병원의 의료 인력, 필요 인력 등)과 진료 부문(환자의 신체기능, 인지기능, 배설기능, 질병 관리, 영양 상태 등 요양병원의 의료서비스에 대한 평가)에 대하여 평가를 실시하여 5개 등급으로 나누어 공개하고 있다. 구체적인 점검사항으로 유치도뇨관이 있는 환자분율, 향정신성 의약처방율, 5% 이상 체중감소 환자분율, 욕창이 새로 생긴 환자분율, 욕창 개선 환자분율, 중증도 이상 통증 개선 환자분율, ADL(인지능력) 개선 환자분율, 당뇨 HbA1C(당화혈색소) 수치가 적정 범위인 환자분율, 180일 이상 장기 입원 환자분율, 지역사회 복귀율 등이다.

상대평가 방식으로 적정성 평가를 하고 매년 하위 5% 요양병원을 **문을 닫게 하는 방식**이라고 보면 된다. 즉 종합 점수 상위 10% 요양병원에게는 입원료 20% 별도 산정, 상위 10~30% 요양병원에게는 입원료 10% 별도 산정, 작년 대비 5점 이상 향상 시 입원료 5% 별도 산정, 하위 5%의 요양병원은 6개월간 각종 가산수가를 환수하게 된다. 5개 등급으로 나누어져 있기에 1등급 평가를 받은 병원이 더 좋은 의미로 받아들여지며, 심사평가원 홈페이지에 지역별로 등급이 공개되고 있어 자신이 거주하는 지역에서 적정성 평가등급을 알아볼 수 있다.

참고로 일본의 요양병원은 '신오렌지플랜'에 의해 '지역사회 복귀율'을 적정성 평가 중 제일 중요시하여 이 비율이 거의 60~65%인 반면, 우리나라는 3~5%에 불과하다.

19. 치매약제 1-1=0이냐? 1+3=4이냐?

치매약은 어떤 경우 필요할까?
1) 중심 증상(단기기억 등)을 개선하기 위해
2) 주변 증상(배회, 폭력 등 BPSD)를 개선하기 위해
3) 위의 두 가지 증상은 아직 없지만, 경도 인지 장애인 사람에게 예방 목적으로의 세 가지 경우가 있을 수 있다.

알츠하이머병 중심 증상 완화를 위한 네 종류의 약은 도네페딜, 메만틴, 갈란타민, 리바스티그민이 있다. 주변 증상을 개선하는 약으로는 쿠에타핀(Quetiapine), 리스페리돈(Risperidone) 등이 자주 사용되며, 향정신병 약물이라 불리는 까다로운 약이다. 까다롭다는 것은 어떤 의미일까? 약의 작용이 너무 강해서 어지럽거나 졸리는 등 부작용이 심할 수 있다는 뜻이다.

여기서 우리가 확인하고 넘어가야 할 점은 지금 나타나고 있는 주변 증상(BPSD)이 실제로는 위 1)의 약의 부작용 증상이 아닌지 의심해 봐야 된다는 것이다. 또한 주변 증상에 대해 2)의 약이 2~3종류나 처방된 경우에도 주의를 기울여야 한다. 실제로 이런 경우에 해당되는 처방이 의외로 많다. 원래는 1)의 약을 중지하면 주변 증상이 호전되어 해결되는데, 실제로는 1)의 약 투여는 그대로 둔 채 거기다 2)에 대한 약을 추가로 처방한다.

1-1=0이 됨으로써 해결될 문제를 1+3=4로 해결하려고 하면, 결과는 하늘과 땅 차이다. 덧셈 방식의 약 처방으로는 치매 진행을 멈출 수 없다. 오히려 악화된다. 의사가 치매약 처방을 잘못하는 이유는 이렇게 덧셈 처방으로 해결하려 하기 때문이다. 한 번에 여러 가지 약물을 처방하는 다제투여가 자주 보이는 패턴은 이상 졸음을 유발해 어지럼증을 일으켜 낙상 →

골절 → 치매 악화로 이어지는 악순환이다.

게다가 원래 1)의 약이 필요 없는 환자에게 1)의 약을 처방하는 의사도 많다. 예를 들면 전두측두엽 치매로 난폭해진 환자에게 도네페질을 투여하면 불에 기름을 들이부은 것처럼 화를 증폭시키게 된다.

이런식으로 알츠하이머병이 아닌데 일단 알츠하이머병으로 진단하는 경우가 많다는 점도 문제이다. 슬프지만 오진투성이인 치매 의료가 현실이라고 생각된다.

또한 뇌에 작용하는 약은 개인에 따라 적정량에 큰 차이를 보인다. 환자에 따라 10배, 아니 100배의 개인차가 있을 수 있다. 혈압약이나 당뇨약과는 비교할 수 없을 정도로 큰 차이다. 이와 같은 약물의 적정량(titration) 조절은 매우 중요하며, 많이 투여한다고 결코 좋은 것이 아니다. 환자의 증세를 호전시키기 위해 처방해 왔던 약들 중 적절하지 않은 것도 있을 것이다. 이 글을 언제나 환자의 진료에 참고할 것이다. 약에 따라서는 중단하는 법, 중단하는 시기가 있다는 사실을 염두에 두어야 한다.

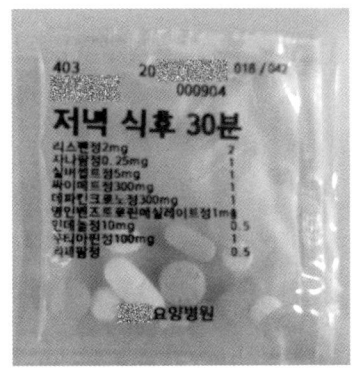

돌봄 대신 '약품 과잉 처방'
고령환자에게 부적절한 처방이 41.2%나 되는 것으로 판명됨.

20. 노인에서 향정신병약 사용의 기본원칙

약을 사용한다는 것은 새로운 약을 개발하는 것만큼이나 어려운 일이라 생각한다. 향정신병 약물의 경우 더욱 그렇다. 약물에 대한 반응이 사람마다 다르기 때문이다. 특히 고령의 치매환자이면 다른 신체 문제가 동반되거나 약물 반응의 예측이 훨씬 더 어려워지게 된다.

1) 문제 행동이 실제로 문제가 되고 있는가?

문제 행동이라고 명명된 경우에도, 실제로는 '**문제**'가 되지 않는 경우가 종종 있다. 따라서 치료진은 '정말 문제가 되는 행동인가'라는 질문을 먼저 해 봐야 한다. 예를 들어 환시라는 심각한 증상이 있더라도, 환자가 신기하게 생각하는 정도에 그친다면, 치료가 필요하지 않을 수 있다. 목욕을 시키려고 할 때만 거부하고, 짜증내고, 공격적인 행동을 보인다면 약물 치료까지 갈 필요는 없다.

2) 비약물적 접근이나 치료로 해결이 가능한가?

치료 필요성이 인정되는 경우라 하더라도 약물 치료 이전에 해야 하는 질문은 '비약물적 접근으로 효과를 볼 수 있는가?'이다. 문제 행동을 야기하는 원인적 요인을 추정할 수 있다면, 그것을 제거하는 것이 가장 좋은 치료 방법이다. 예를 들어 식사와 투약을 거부하는 경우는 치통의 존재를 의심해서 이를 먼저 해결해 주어야 한다.

미국노인정신의학회에서는 약물 치료를 고려해야 할 경우로서, 비약물적 치료가 실패했을 때, 또는 임상적으로 응급한 상황일 때, 환자 또는 보호자의 고통을 유발하고, 기능 저하 또는 장애를 초래할 때, 필수적 돌봄에 방해가 될 때, 그리고 자해 및 타해 위험이 있을 때 등을 명시하고 있다.

- 소량부터 천천히: 노인에서는 매우 적은 용량으로 효과를 잘 보는 경우가 흔하다. 소량부터 천천히 증량하면서 효능을 관찰해야 한다.
- 단일약제처방(monotherapy), 다약제처방(polypharmacy) 피하기: 향정신

병 약물을 사용하더라도 가급적 한 가지만 사용해야 한다.
- 효능이 나타날 때까지 기다리기: 이는 매우 중요하다. 약효가 나타날 때까지 3~4주 이상이 걸리기에.
- 급성 치료 후에는 빠른 감량 시도: 효능이 나타날 시점에는 이미 과용량 상태에 도달했을 가능성이 높다. 따라서 증상 호전 시 빠른 시일 내에 다시 감량을 시도해야 한다.

약은 문제해결 방법 중의 하나이다

하지만 약은 최후의 보루이다. 치매환자는 몸도 마음도 여유가 많지 않다. 그래서 건강한 사람보다 부작용을 더 심하게 앓는다. 약을 먹고 더 정신이 없어지는 환자도 많고 심지어 낙상 위험도 커진다. 따라서 약은 모든 조치가 다 소용없고 나아가 환자와 주변 사람들이 환자의 문제 행동(우울증, 불안, 신체적 폭력 등)으로 심한 고통을 받을 시, 고려해야 할 사안이다. 특히 향정신성 의약품 사용을 주의해야 한다. 심지어 뇌졸중이나 심정지로 조기사망하는 일도 일어날 수 있고, 주변 사람들의 말을 알아듣지도 못하는 '**산송장**'이 되는 경우도 허다하다.

21. 지금 그대로도 좋아요

에너지가 넘치는 사람에게서 주변 증상이 심하게 나타난다. 현실의 괴리나 차이가 주변 증상을 일으키는 원인이라면 이것을 없애면 주변 증상(망상, 배회행동, 공격성 등)도 사라지거나 약화될 것이다. 하지만 무엇인가를 하고 싶은 마음을 없애고 에너지를 억제시키면 주변 증상은 사라지겠지만 살아가는 데 필요한 힘은 약해진다. 따라서 병의 자연스러운 진행 과정을 벗어나 더욱 심각해진다. 예를 들어 정신안정제나 수면제를 대량 투여하면 과진정(향정신약품에 의해 일어나는 부작용 중의 하나로 주의력이 떨어지고, 학습능력, 기억력 등의 인지기능이 저하된다) 상태가 된다. 그 결과 확실히 주변 증상은 사라지지만, 대신 웃음을 잃고 분노의 표정조차 읽을 수 없는 '허수아비'같은 노인만 남게 된다. 이러한 대응은 치료라고 부를 수 없다. 행동을 제한하거나 신체를 구속하고, 난폭한 말로 대응하는 케어 역시 마찬가지다. 그런데 오랫동안 치매 케어 일을 하면서 느낀 점은 치매라는 병이 살아가는 데 필요한 에너지를 서서히 없애 간다는 사실이다. 의욕 저하, 우울증, 게으름 같은 음성 증상에 대응하는 것이 치매의 케어, 특히 치매 중기에서 말기에 걸친 케어에서는 가장 심각한 문제가 된다.

"이대로도 좋아요. 힘들 때는 우리가 도와줄게요." 우리가 그들에게 해 줄 말은 이 한 마디다.

22. 치매의 정신행동문제에 대한 약물 사용

정신행동문제(BPSD)에 대해서는 기본적으로 향정신병 약물의 사용을 1차로 추천하지 않는다. 기본적으로 콜린분해 효소억제제나 메만틴(memantine)을 충분 기간 사용하면서, 행동 문제도 호전되기를 기대해야 한다. 환자가 안정되면 반드시 중단을 고려해야 한다. 다시 말해 정신병적 장애의 경우처럼 재발 방지를 위해 장기간 유지 치료를 해야 하는 경우와는 다르다는 것을 인식하는 것이 중요하다.
- 급성 섬망에 대한 치료가 필요한 경우: 기본적으로는 약물치료보다 원인 제거와 환경 개선 등이 우선이다.
- 효과 평가 시기 및 빈도: 약물 처방 후 반응 정도를 평가하여, 약물 사용을 지속할 것인지, 다른 약물로 교체할 것인지를 판단하는 시점은 처방 후 약 4주 정도로 한다.

23. 향정신병 약물의 주요 부작용

(1) 즉각적인 조치가 필요한 위험한 부작용
  - 보행 장애, 경직
  - 자세 불안정, 낙상
  - 삼킴 장애
  - 급성 근긴장이상증
  - 좌불안석증
  - 심전도 QTc 간격 연장, 부정맥
  - 혈액학적 이상(백혈구, 혈소판 감소)
  - 변비

(2) 기타 주요 부작용
  - 진정 작용, 졸림
  - 저혈압
  - 배변 장애

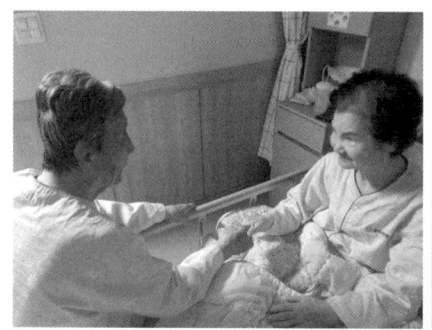 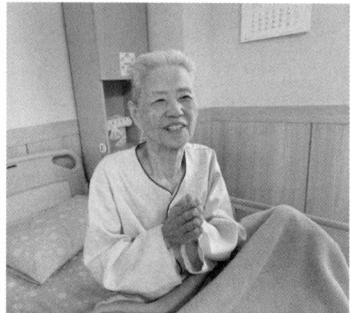

순수하고 환한 미소들

- 경련
- 지연성 이상 운동 장애
- 고지혈증, 고혈당, 체중 증가

지금 이 순간에도 주변 증상(BPSD)으로 힘들어 하는 가족과 시설 직원이 많다는 사실을 잘 알고 있다. 그러나 그러한 주변 증상이 실제로는 치매약의 부작용인 경우가 상당히 많다. 중요한 것은 당사자와 가족이 웃으며 지낼 수 있느냐 하는 것이다. 치매 의료에서는 이 한 가지를 위해서 의사가 존재하는 것이라고 생각한다. 웃을 수 없는 상태였던 것을 의료의 힘으로 웃게 할 수 있다면, 가족은 "이 의사가 낫게 해 주었다"라고 할 것이다.

24. 딜레마 상황

약물 사용이 적극적으로 필요하나 위험이 크다고 예상될 때는 다음을 유의해야 한다.

첫째, 동료 의료진과의 논의, 정신과 자문, 협진을 통해 여러 의료진의 공통된 의견과 판단임을 명시한다.

둘째, 여러 관련 전문가와 협력할 수 있는 상급병원으로 의뢰를 고려한다.

셋째, 딜레마 상황을 가족들이 납득할 수 있도록 설명하고, 최종판단을 위한 논의에 가족을 개입시킨다.

넷째, 이 모든 과정을 기록으로 남긴다.

치매에 걸린 고령자는 치매약과 향정신병 약만 복용하는 것이 아니다. 심장약, 당뇨약, 고지혈증약, 혈압약, 위장약, 진통제 등등 셀 수 없을 정도로 많다. 이런 약제 중에서 치매 증상을 일으키는 것도 있을 수 있다.

25. 현재 치매 의료에서 부족한 부분

지금의 치매 의료에서는 개별성 중시, 생활 환경 중시라는 관점이 빠져있다. 환경을 자세히 관찰할 것, **그리고 기다릴 것**, 치료하겠다고 생각하지 않아도 된다. 진행을 멈출수만 있다면 그것으로 족하다. 치매 치료에서 약이 차지하는 비율은 10분의 1에 지나지 않는다. 치매의 70%가 낫는다의 의미는, 환자의 70%가 잘못된 치료를 받고 있다는 뜻이다. 이것을 바로 잡아야 한다. 예를 들어 전두측두엽 치매환자가 도네페질을 처방받아 난폭해지는 경우, 약 중단으로 간단하게 '멈추는 것'이 가능하다.

주위 사람과의 관계를 포함해 환경을 개선시키지 않는다면, 치매약을 복용하는 의미가 없다고 생각된다. 복약 시점을 조금 늦추더라도 우선 환경 개선을 목표로 해야 하지 않을까?

26. 삶의 서사: 그 사람을 아는 것

치매 돌봄에서 중요한 것은 '그 사람을 아는 것', '그 사람의 현재를 아는 것'이라고 생각한다

'그 사람을 아는 것'은 그 사람의 성격과 취미, 취향, 인생사, 환경 등을 아는 것이다. '그 사람의 현재를 아는 것'은 현재 뇌의 상태를 아는 것이다.

치매 돌봄에 중요한 것은 현재 환자가 무엇을 힘들어 하고, 어떤 점에 불안을 느끼는가이며 가족이나 간병인이 문제로 느끼는 점은 무엇이고, 그에 따라 환자의 상황은 어떻게 되었는가 하는 것이다.

무언가 해결해야 하는 증상이 생겼을 때는 먼저 환자의 몸이 튼튼한 상태가 되도록 해야 한다. 구체적으로 수분과 영양 섭취, 운동, 배설, 수면 상태가 어떠한지를 체크한다.

다음으로는 환경이다. 환자에게 맞는 환경인지 살피는 것뿐만 아니라, 주변 사람들의 치매에 대한 이해 정도도 환경에 포함된다. 그다음은 약이다. 복용 약물 중에서 현재 증상에 영향을 주는 것은 없는가 하는 것이다. 개인적으로는 약을 빼는 것을 먼저 고려해야 한다고 본다. 마지막으로 '**그 사람을 아는 것**', '그 사람의 현재를 아는 것'이다.

치매환자에게 필요한 것은 먼저 '**삶의 서사**', 즉, '그 사람이 살아온 역사와 인생'에 관심을 가져 주는 주치의의 존재이다. 주치의의 역할은 먼저 그 사람이 걸어온 인생과 가족과의 관계 같은 배경을 심도 있게 알아내는 것이다. 그리고 현재 어떤 어려움이 있는지, 어떻게 생활하고 있는지를 구체적으로 끌어내어 파악하는 것이다. 그리고 주변 사람들은 어떤 점을 곤란해 하는지를 알아냄으로써, 병태를 조금씩 이해하게 된다. 예를 들면 고향, 가족 관계, 주거 및 결혼 상태, 학업, 자신의 성격, 취미는?, 경제적 여건, 살

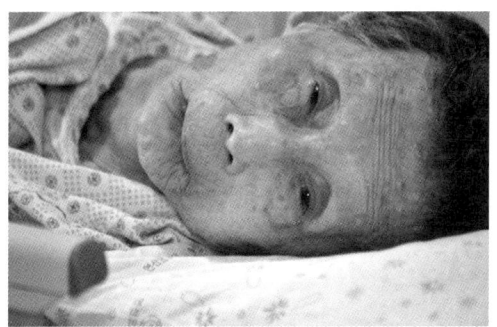

그 사람의 '삶의 서사'를 알아야

면서 좋은 기억, 앞으로 꼭 하고 싶은 일, 자식에게 꼭 가르쳐주고 싶은 이야기, 좋아하는 음식, 부모님은 무슨 일을 하셨나요? 부모님 성격은 어떠셨나요? 젊었을 때 어떤 일을 하셨나요? 세월이 지나도 잊혀지지 않는 기억은 무엇인가요? 돌아가시기 전 꼭 이루고 싶은 소원은 무엇인가요? **지금 아프신 곳은 없나요?**

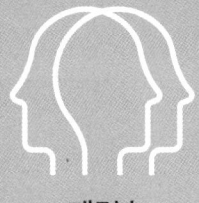

제5부

치매를 예방할 수 있을까?

현재 치매는 상대적으로 감소하고 있다.
생활 습관병이기에.

회화와 문학 속에 그려진 치매 ❺

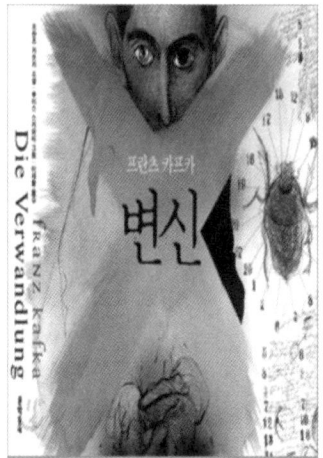
카프카: 변신

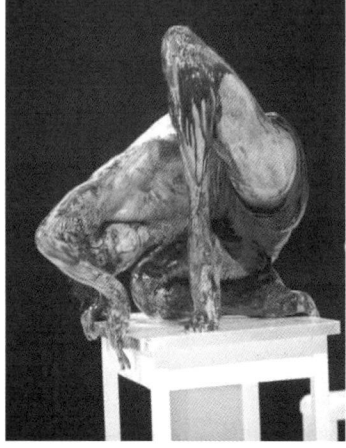
2011년 로열 오페라 하우스 공연: 변신

프란츠 카프카(1883~1924)의 「변신」은 잊혀지지 않는 강렬한 첫 문장으로부터 시작된다.

"어느 날 아침 그레고르 잠자가 불안한 꿈에서 깨어났을 때, 그는 침대 속에서 한 마리의 흉측한 갑충으로 변해 있는 자신의 모습을 발견한다."

이 소설은 두 가지 재미요소가 있다. 하나는 그레고르 잠자가 완전히 '벌레화'되는 과정을 지켜 보는 것, 다른 하나는 변해 가는 가족들의 심리와 행동을 따라가면서 읽는 것이다. 공포와 한숨, 미래에 대한 두려움이 그들을 사로잡는다. 이후 실망과 원망, 짜증, 분노를 거쳐 가족들은 드디어 '살의'를 느끼게 된다. 그레고르 잠자는 가족 안에서 왜 '괴물'로 전락했을까?

인간은 본래 자신과 다른 것을 두려워한다. 때로는 견디지 못하고, 공격한다. 가족이기주의, 소수자에 대한 혐오, 주류 집단의 결속 등을 떠올려 보면 알 수 있다. 가족들의 혐오가 그레고르 잠자의 외형과 존재(역할)에서 기인한다는 점이 입맛을 쓰게 한다. 카프카는 인간의 본성, 이기적인 습성과 배타적 태도, 불안과 공포, 부조리로 점철된 삶을 면밀하게 관찰하는 작가다. 그가 보여 주는 불합리한 무대는 우리가 사는 현실과 다르지 않다. 인간을 무력하게 만드는 것은 주어진 상황, 개인의 힘으로 움직일 수 없는 견고한 벽, 보이지 않는 억압과 지배이다.

가족을 탄생하게 하는 것이 사랑이라면, 가족을 유지하게 하는 것은 무엇인가? 가족은 사랑해서 필요한 것인가, 필요해서 사랑하는 것인가? 우리는 결국 무엇으로 '변신'할 것인가?

지난 몇 년간 미국, 영국, 스웨덴, 덴마크, 네덜란드 등에서 실시된 대규모 연구 결과에서, 20년 전부터 각 세대별 치매위험이 줄어들고 있다. 절대적 증가와 대립되는 상대적 감소이다. 즉, 1990년경 70~80세 노인 1000명당 10명이 치매를 앓았지만, 10년이 지난 2000년경에는 남자 1000명당 5명, 여자 1000명당 8명이 치매로 보고되고 있다. 족히 **20%에 이르는 감소 수치이며, 그 이유는 생활 습관의 변화이다.** 사람들의 생활 습관이 예전보다 건강해진 것이다. 매일 최소 30분씩의 운동을 하고, 스트레스를 적당히 조절하고, 고혈압을 예방하고, 콜레스테롤과 체중을 조절하고, 담배와 과음을 피하고, 잠을 충분히 자며, 인간관계를 충분히 가져온 결과이다. 고독, 우울, 당뇨와 마찬가지로 혈관에 좋은 것은 다 뇌에도 좋고, 혈관에 나쁜 것은 치매의 위험을 키운다. 심장과 혈관이 튼튼하면 뇌에 충분한 산소를 공급하게 되고 또 뇌의 노폐물도 원활히 제거된다. 지금까지 건강한 신체를 유지하는 데 소홀했던 50~60대이더라도 지금부터 건강한 생활 습관을 유지하면 앞으로 8년 내에 치매에 걸릴 위험을 절반(6%→3%)으로 낮출 수 있다. 하지만, 70대는 이제 와서 건강하게 산다고 해도, 50%의 발병위험을 30%로 밖에 낮추지 못한다.

1. 생활 습관 의학의 힘

'블루존'이란 사람들이 추정 가능한 수준으로, 더 오래, 더 건강하게 사는 지역사회를 지칭한다. 블루존의 장수비결은 첫 번째, 하루 일과를 통해 자연스럽게 몸을 움직이는 생활, 두 번째, 인생의 깊은 의미와 목적, 세 번째, 능숙한 스트레스 조절, 네 번째, 과식과 야식 피하기, 다섯 번째, 채식 위주의 식생활, 여섯 번째, 친구들과 가볍게 술 마시기, 일곱 번째, 신앙공동체와의 연결, 여덟 번째, 가까운 가족과 평생의 반려자, 아홉 번째, 건강한 삶을 지원하는 사회관계망이다.

이런 포괄적인 건강 방식을 지닌 지역사회는 세계에서 단 다섯 곳으로, 이탈리아의 사르데냐, 그리스의 이카리아, 코스타리카의 니코야, 일본의 오키나와, 그리고 미국의 로마린다이다.

로마린다에서 시행 중인 라이프스타일 개선 프로토콜 **'뉴로 플랜'**의 중요 항목은 다음의 다섯 가지다. ① 영양(Nutrition): 설탕, 소금, 가공식품을 낮춘 자연식물식 ② 운동(Exercise): 하루 종일 앉아 지내다가 헬스클럽에 한 번 들르는 정도가 아니라, 매 시간 몸을 움직이는 활동적인 생활 ③ 긴장 이완(Unwind): 요가, 명상 호흡, 자연에서 시간 보내기, 공동체 활동을 통한 스트레스 관리 ④ 회복 수면(Restore): 강력한 수면 위생, 수면 장애 치료, 수면에 방해되는 약물 관리와 음식 관리를 통한 하루 7~8시간의 해독 수면 ⑤ 두뇌최적화(Optimize): 복합적 두뇌활동(음악 같은)과 의미 있는 사회적 상호작용.

2. 아밀로이드 제거와 회복이 같다는 믿음

알츠하이머병 치료제 연구의 오류는 아밀로이드와 타우 단백질을 제거하면 인지기능이 돌아올 것이라는 가정이다. 치료제들은 아밀로이드를 겨냥해 개발되고 있다. 아밀로이드와 타우 단백질이 뇌에 축적될 즈음이면, 수백 수천 개의 뉴런이 죽고, 뇌 구조가 영구 변성이 되고, 뇌 전체 용적이 축소된 이후이다.

아밀로이드와 타우 단백질을 제거하면 단기간 **미미한 효과는 있을 수 있으나, 치료는 되지 않는다.** 뇌에 발생한 손상이 지속되는 한, 의미 있는 인지기능 회복은 기대할 수 없다. 대부분의 치료제 임상시험은 경도나 중등도 알츠하이머병 환자들을 대상으로 한다. 이들 뇌에 구조적 변성이 온 후에는 이미 아밀로이드와 타우 단백질이 축적된 상태이다. 이것이 어떤 알츠하이머 치료 약제도 인지력 회복에 성공하지 못한 이유이다. 이 질병에 영향을 주려면 **훨씬 일찍 개입해야 한다.** 이 질병에 개입해 조금이나마 효과를 보려면, 아밀로이드와 타우 단백질은 큰 그림의 작은 조각일 뿐이며, 수십 년간 쌓인 손상의 결과임을 인식해야 한다.

3. 두뇌의 퇴행을 부르는 네 가지 요인

알츠하이머를 비롯한 모든 형태의 치매는 두뇌의 퇴행에서 비롯된다. 두뇌 퇴행을 유발하는 원인은 크게 네 가지 생물학적 과정으로 구분할 수 있는데, 이 요인들은 서로 긴밀히 연관되어 있다.

- 첫 번째는 '염증'이다: 염증은 면역 시스템이 유해한 박테리아나 바이러스에 맞서 싸우는 보호 기능이다. 만성 염증은 자극이 계속되어 일어나게 되는데, 설탕 과다 섭취나 심한 스트레스를 비롯한 건강치 않은 라이프스타일이 그 원인이다.
- 두 번째 과정은 '산화'이다: 사과를 깎아 두면 갈색으로 변하는데, 이처럼 산소가 다른 물질과 반응해 그 물질의 변성을 가져오는 현상이다. 우리 몸에서 소모되는 산소의 25%가량을 두뇌가 사용한다. 이 때문에 두뇌는 산화반응에 극히 취약하다.
- 세 번째 과정은 '포도당 조절 장애'이다: 특히 문제가 되는 것이 **인슐린 저항성**이다. 뇌세포에 연료를 공급하는 에너지원인 포도당은 반드시 인슐린이 있어야만 뇌세포 안으로 들어갈 수 있다. 저항성이 높아지면 혈류 속에는 포도당이 넘쳐나는데, 뇌세포는 포도당 부족으로 굶주리게 된다. 그리고 염증, 산화, 지질 조절 장애, 타우 단백질, 인산화 반응 같은 심각한 문제가 생기게 되고, 당뇨를 가진 사람들은 기억력에 중요한 뇌 부위인 해마가 위축된다는 연구 결과들이 나오고 있다.
- 네 번째 경로는 '지질 조절 장애'이다: 지질은 생명을 유지하는 기능을 하며, 뇌의 건조 중량에서 50% 이상을 차지한다. 지질이 산화되면 산화부산물로서, 비정상 콜레스테롤이 플라크를 형성하여 동맥을 막아서 혈액 공급을 차단한다. 또한 콜레스테롤을 비롯한 지질의 청소와 처리과정이 원활히 되지 않으면, 뇌세포 밖에서 아밀로이드 플라크가 쌓이게 되고, 이렇게 쌓인 아밀로이드는 신경조직을 손상시킨다.

이 네 경로는 어떤 라이프스타일을 취하느냐에 따라 달라질 수 있다. 이러한 생물학적 과정이 뇌에서 진행되고 있는데, 왜 증상은 훨씬 나중에 나타나는 것일까? 두뇌는 기본적으로 회복력이 매우 크기 때문이다. 우리의 두뇌는 800~900억 개의 뉴런, 1000조에 가까운 연결, 영양과 산소를 공급하는 중첩된 동맥들 덕분에 다른 부분이 역할을 대신한다. 또한 제한적이지만, 세포를 재생할 수 있다. 뇌에 피해가 쌓이는 데는 수년이 걸리고, 우리는 이 기간 동안 '몸의 문제'에만 집중한다. 예를 들어 당뇨환자는 신장손상, 여과율, 크레아티닌 축적만 모니터한다. 그러는 사이에 높아진 혈당이 뇌의 미세혈관계를 비롯해, 수십억 개의 뉴런과 신경 아교세포를 파괴한다. 심장병 환자는 심장과 혈관의 직접 손상만 체크한다. 그러는 사이, 두뇌의 동맥이 딱딱해지고 뇌 전체에 혈류 흐름이 감소한다. 두뇌는 신체의 종말기관이다. 몸의 다른 곳에서 겪는 피해는 두뇌에 고스란히 쌓이게 되고, 시간이 지나면 더 큰 문제를 일으키게 된다.

4. 수면은 가장 중요한 해독제다

잠은 뇌를 위한 것이다. 이때 뇌는 두 가지 중요한 기능을 촉진한다. 하나는 아밀로이드와 산화 부산물을 청소하는 해독 작용이다. 다른 하나는 단기기억이 장기기억으로 변환되고, 쓸모없는 기억은 제거되며, 생각이 체계적으로 정리되는 기억과 사고의 통합 작용이다. 회복 수면을 취하지 못하면 사고력과 집중력이 떨어진다. 그 결과는 **브레인 포그**(Brain fog: 머리가 안개 낀 듯 멍해져, 분명하게 생각하고 표현하지 못하는 상태)이다. 수면이 부족하면 인지기능이 떨어지고 하루 주기리듬(circadian rhythm: 지구 생명체의 생화학적, 생리학적, 행동학적 변화가 하루 24시간을 주기로 일어나는것)이 교란된다. 지난 10년간의 연구에서, 수면 장애는 치매 위험과 관련이 있음이 확인되었다. 임상적인 관점에서 수면은 인지 건강에 필수적인 요소이다. 수면 습관의 변화는 종종 퇴행성신경질환의 초기 증상이기도 하다.

인간의 수면은 두 가지 유형으로 구별된다. 비렘수면(NREM; non rapid eye movement sleep)과 렘수면(REM: rapid eye movement sleep, 급속 안구운동 수면)이다. 비렘수면은 다시 세 단계로 나뉜다.

- 1단계(N1): 가볍게 잠이 든 상태로 1~7분 정도 지속된다. 각성과 수면 사이의 과도기 단계로 쉽게 깨울 수 있다.
- 2단계(N2): 10~20분 정도 지속되는 단계이다. 잠을 깨우기가 좀 더 어렵고, 심박수와 체온이 떨어진다. 단기기억이 장기기억으로 통합되기 시작한다.
- 3단계(N3): 가장 깊게 잠드는 단계로 서파수면(느린 파형수면: slow wave sleep)을 경험한다. 외부 자극에 잘 반응하지 않는다. 신경전달물질인 노르에피네프린, 세로토닌, 아세틸콜린, 히스타민이 감소하고, 성장호르몬이 크게 증가한다. 전날의 기억이 처리되어 세포에서 세포로 전달되고, 장기기억으로 변환된다. 낮에 쌓였던 아밀로이드가 이 단계에서 청소된다.

수면의 두 번째 유형인 렘수면은 한번에 20~40분 지속된다. 근육이 마비되고, 각성수준을 통제하는 뇌의 망상 활성계가 억제된다. 렘수면 동안 뇌는 정보를 조직하고 구조화한다고 한다. 이는 하드디스크 조각모음처럼 기억이 더 큰 신경 네트워크로 통합되는 과정이다. 이 단계에서 아세틸콜린과 코르티솔이 증가하는데, 이는 서술 기억을 처리하는 것과 관련이 있다.

* 수면은 다음과 같은 순서에 따라 약 90분 주기로 진행된다.

N1단계 → N2단계 → N3단계 → 렘단계 → N1단계로 복귀

우리는 밤마다 이런 수면 주기를 평균 4~6회 정도 반복한다. 잠자는 시간의 75~80%는 비렘수면이 차지한다. 렘수면은 잠자는 시간의 20~25%이다. 비렘수면의 3단계인 서파수면이 밤의 전반부 대부분을 차지하며, 렘수면은 밤의 후반부에 증가한다. 수면 주기는 몸과 정신을 회복시키는 정교하고 효과적인 과정이다. 수면-각성 주기는 몸속 시계인 바이오리듬(생체리듬)에 좌우된다. 바이오리듬은 빛과 온도 같은 환경에도 영향을 받는다. 몸이 햇빛을 받으면, 중뇌 바로 위에 있는 솔방울 샘에서 멜라토닌을 생산하기 시작한다. 멜라토닌은 졸음을 느끼게 하는 호르몬이다. 멜라토닌 수준은 밤 9시부터 아침 9시까지 대략 12시간 동안 높게 유지되며, 우리가 깊은 잠을 자도록 유도한다. 아침 9시가 되면 멜라토닌 수준이 급격히 떨어지고, 우리는 깨어나 활동하게 된다.

바이오리듬은 몸 속 생화학적 변화에도 영향을 받는다. 불안과 우울증은 바이오리듬에 악영향을 주게 된다. 하루에 최소 6시간, 평균 7시간의 수면을 취하면 인지 건강에 매우 좋다. 궁극적으로는 **수면의 질**이 중요하다. 회복을 주는 수면이어야 하고, 자고 나서 상쾌해야 한다.

5. 수면제의 위험성

수면제는 수면장애를 가진 사람들이 선택하는 손쉬운 해결책이다. 그러나 수면제는 수면주기에 악영향을 미친다. 대부분의 수면제는 수면을 유도하기는 하지만, 수면주기의 3, 4단계에 이르지 못하게 방해한다. 뇌를 회복

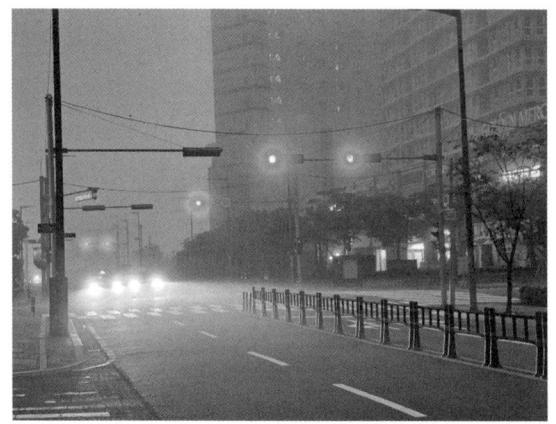
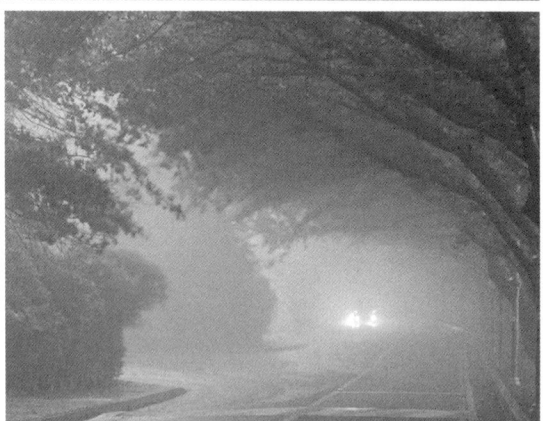
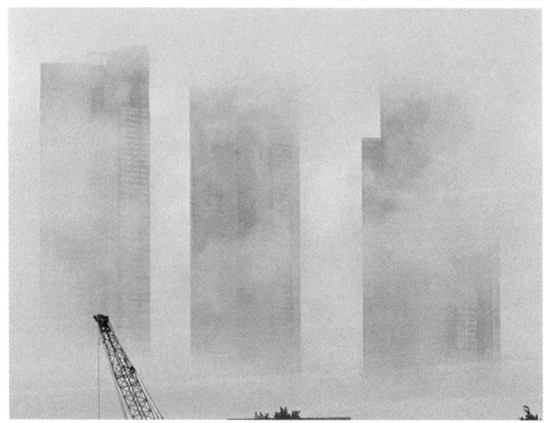

어느 안개 끼인 날, 해운대에서

시키는 깊은 잠을 자지 못하게 하는 것이다. 그래서 수면제를 복용한 경우에는 7~8시간을 잤더라도 깨어났을 때 피곤함을 느끼게 된다. 수면제는 인지력 문제를 개선하지 못하며, 복용기간이 길어질수록 수면을 방해하는 요인들이 무엇인지를 가려내기가 어려워진다. 수면제를 줄여나갈 때, 흔한 실수는 급하게 줄이는 것이다. 그럴 경우 두통, 불안, 우울증 같은 부작용이 올 수 있으므로 환자의 병력, 적응 정도에 따라 유연하게 대처해야 한다.

수면장애는 노인들에게 심각한 영향을 끼친다. 나이가 들면 수면주기의 첫 단계인 비렘수면 1단계가 길어진다. 이것은 3, 4단계의 더 깊고 더 회복력이 있는 수면이 짧아진다는 것을 의미한다. 나이가 들면서 햇빛을 흡수하는 능력이 감소하기 때문인 것으로 추정된다. 노년층의 50~70%는 어느 정도의 수면장애를 가지고 있으며, 낮에 졸음이 오는 현상이 3년 이상 지속되면, 치매 위험이 높아진다.

6. 고강도 유산소 운동이 뇌에 가장 좋다

2016년 유산소 운동이 뇌에 미치는 효과에 대해 추가 사실들이 밝혀졌다. 경도인지 장애가 있는 사람들에게 6개월간에 걸쳐 일주일에 4일, 하루 45분간 스트레칭과 **고강도 운동**을 각각 실시해 비교했다. 고강도 운동은 최대 심박수의 70~80%에 이르는 운동으로 정의했다. 고강도 운동을 한 그룹은 전두엽(대뇌 반구의 앞쪽 부분으로 기억력, 사고력을 주관)의 혈류가 증가했고, 뇌 용적이 커졌으며, 수행력이 개선되었고, 유전적으로 알츠하이머 위험이 높음에도 불구하고, 인지력 감퇴로부터 보호되었다. 반대로 스트레칭만 한 그룹은 일반적인 치매 진행 패턴과 일치되는 뇌 위축과 수행력 저하를 보였다.

연구자들이 내린 결론은 '운동이 인지력 보호 효과가 있으려면 유산소 운동이어야 하고, 인터벌 훈련 등이 포함된 고강도 운동이어야 한다.' 보통 속도로 걷거나, 집안일을 하는 정도로는 효과를 보기 어렵다. 유산소 운동을 하면 뉴런 사이의 연결이 증가되고 강화된다는 증거가 있다. 이런 효과는 심지어 90대에도 나타난다.

백질의 완전성 개선

뇌에는 뇌의 여러 부분을 연결하는 통로로서 '정보의 고속도로'들이 있다. 기억센터인 해마와 감정센터인 편도체를 연결하는 통로, 해마와 편도체를 전두엽에 연결하는 통로 등이다. 이들 통로는 수백만에서 수천만의 백질 섬유로 구성되어 있다. 알츠하이머의 병리적 특징인 아밀로이드 플라크가 백질을 손상하는 것으로 보였지만, 유산소 운동을 하게 되면 혈류가 증가해 백질의 완전성이 개선되는 것으로 보고되었다. 결과적으로, 뇌의 여러 부분 간에 더 빠른 커뮤니케이션이 이루어질 수 있다.

뇌세포 성장 촉진

뇌에서도 새로운 뇌세포가 생성된다는 것이 1990년대의 연구들을 통해 확인되었다. 유산소 운동은 해마 같은 중요한 기억력 기관에서 신경 발생을 촉진한다. 새로운 뇌세포 생성에서 가장 중요한 라이프 스타일은 '**운동**'이다.

7. 일기를 쓰면서 '뇌의 출력계'를 훈련합니다

사람은 흔히 '감정'부터 늙는다고 한다. 치매를 예방하기 위해서는 감정의 노화를 예방하는 것이 우선적이라는 뜻이다. 여기서 중요한 열쇠를 쥐는 것은 뇌의 '전두엽'이다. 인간의 뇌는 몇 개의 영역으로 나뉘어져 제각기 수행하는 기능이 정해져 있는 바, 전두엽은 감정조절, 자발성이나 의욕, 창조성 등을 담당하고 있다. 전두엽은 40대부터 위축되기 시작해 눈에 띄게 노화가 점점 진행된다. 나이가 들면서 감정조절이 되지 않거나, 의욕이 떨어지고 창조성이 사라지는 것은 뇌의 노화가 원인으로 뇌의 노화를 방치하면 치매 위험이 높아지게 된다. 바꾸어 말해 '전두엽'의 젊음을 유지할 수 있다면 치매 위험은 낮아진다고 할 수 있겠다. 전두엽의 젊음을 유지하기 위해서는 전두엽을 훈련시킬 필요가 있다. 여기서 키워드는 '**입력계**'보다 '**출력계**'이다.

뇌에서 입력계에 관여하는 것은 '해마'를 중심으로 하는 측두엽이다. 전두엽은 출력계에 해당한다. 입력계는 기억을 담당하고, 출력계는 저장된 기억이나 정보를 뽑아내는 기능을 담당한다. 이러한 출력계를 단련함으로써 전두엽 전체 기능을 활성화시킬 수 있다. 뇌의 출력계를 단련시키는 방법은 여러 가지가 있지만, 일기를 쓰는 것도 그중 하나이다.

기억에는 '**단기기억**'과 '**장기기억**'이 있다. 또 하나 '감각기억'이라는 것이 있는데, 영상이나 소리를 1~2초 정도 기억하는 것이다. 단기기억은 좀 짧은 시간에 대한 기억으로 20초 정도에서부터 며칠 동안 유지된다. 이 단기기억을 장기기억으로 만들려면 장기기억 창고에 보내야 하는데, 이때 필요한 것이 '유지 리허설'과 '정교화 리허설'이다. '유지 리허설'은 반복해서 외우는 방법이다. 영어 단어를 소리내어 몇 번이고 반복해서 외운 경험이 있는데 이는 유지 리허설에 해당된다. '정교화 리허설'은 소리가 비슷한 것들끼리 앞글자로 외우거나, 어떤 것과의 연관성을 통해 기억하는 것이다. 그 밖에 카테고리로 분류해 기억하거나 동작으로 외우는 것 등 다양하다. 단기기억은 시간이 지나면 사라지지만 장기기억은 잊어버리지 않는 한, 기억에 남아 있다. 장기기억을 잊어버리지 않으려면 장기기억 창고에 적어도 한번은 접속해야 한다. 그러기 위해서는 이틀 전에 있었던 일을 일기로 쓰는 방법이 있다. 바로 전날에 있었던 일은 또렷하게 기억하지만 이틀 전에 있었던 일은 가물거리지 않는가? 그것을 의식하면서 기억을 떠올려 써 보자. 일기 쓰기가 힘들다면, 이틀 전에 먹은 음식이라든지, 식사 내용만을 기억해 내어 써도 좋다. 장기기억에 접속하는 습관을 가지게 되면 스스로 치매에 걸렸는지 아닌지 알 수 있고, 뇌를 사용하게 되어 치매 방지에도 도움이 된다. 당장 오늘부터라도 이틀 전에 있었던 일이나 식사 내용을 일기로 써 보자. 뇌는 쓰면 쓸수록 치매 가능성이 낮아진다. 장기기억에 접속하는 습관을 들이면 치매를 예방할 수 있다.

8. 치아 관리로 뇌를 건강하게 합시다

　치아가 있다는 사실은 음식물을 씹는 것이 가능하다는 의미이다. 음식물을 치아로 잘 씹으면 뇌에 다량의 혈액이 유입된다. 씹는 동작이 잘 이루어지면 뇌에 차례 차례로 많은 혈액이 흘러들어 가면서 지속적으로 뇌에 자극이 가해진다. 잘 씹는 것만으로도 뇌 안에 생성된 노폐물을 씻어 보낼 수 있다는 효과도 있다. 꼼꼼한 칫솔질과 함께 반드시 습관을 붙이기 권하는 것은 '**혀 돌리기**' 운동이다. 혀 돌리기는 입술을 닫은 채 혀 끝으로 위 아래

이의 겉을 크게 훑는 동작을 칭한다. 혀를 돌리면 얼굴 주위에 있는 이하선, 악하선, 설하선이라는 타액선이 자극되어 대량의 침이 분비된다. 침에는 세정작용, 살균작용 외에 치석 발생 억제로 인한 치아와 점막의 보호작용과 구강 플라크를 방지하는 여러 가지 작용이 있다. 하지만 입으로 숨을 쉬거나 노화, 생활 습관, 약물 부작용 등 여러 가지 원인으로 침분비가 안 되는 경우가 있다. 침 분비량이 적으면 나쁜 세균이 늘어나고 뇌의 노화가 진행되어 치매 발생 위험이 높아지게 된다.

9. 청력이 떨어지기 시작하면 보청기를 사용하세요

청력 저하는 인지기능 저하로 이어질 수 있다. 이에 대하여 몇 가지 이론이 있는데 가장 유력한 것 중 하나가 '인지부하 가설'이다. 즉, 귀가 잘 들리지 않으면 일상생활에서도 항상 주의해서 듣고자 노력해야 한다. 한정된 자원(의식이나 인지의 용량)이 청각 처리에 과도하게 사용됨으로써, 인지작업에 쏟아야 할 용량이 부족하게 되고, 뇌 위축이 가속화되어 인지기능까지 저하된다는 가설이다.

또 하나의 가설은 '캐스케이드 가설'이다. 캐스케이드(Cascade)라는 용어는 '계단을 타고 흘러 내리는 물'을 연상하면 된다. 즉, 자연스럽게 이어지는 연속과정을 말하는 데 응용된다. 이처럼 캐스케이드 이론은 난청이 치매까지 이어진다는 것이다. 난청이 초래하는 장애나 문제점이 직접, 간접적으로 연결되면서 단계적으로 서서히 인지기능까지 저하시킨다는 이론이다. 귀로 들어온 소리는 고막에서부터 청각 신경을 통해 뇌에 도달, 처리된다. 하지만 귀로 들어오는 소리의 입력이 줄어들면 청각 신경의 활동 또한 저하되고, 뇌의 신경에도 영향을 미쳐 인지기능 저하로 이어진다는 것인데 이것이 직접적인 경로이다. 간접적으로는 난청으로 인해 사람과의 의사소통이 줄어들게 되면서 자연스럽게 사회활동이 뜸해지고 우울해지기도 하며 차츰 사회적으로 고립됨으로써 인지기능 저하로 연결된다는 이론이다. 나이가 들면서 귀가 잘 들리지 않게 된다면, 망설이지 말고, 보청기를 사용하는 것이 좋다. 덧붙여 노인들은 '귀지'가 잘 쌓이는데 이로 인해 난청이 되는 사람도 적지 않다고 한다. 귀가 잘 들리지 않는다고 느끼기 시작하면 먼저 이비인후과에 가서 귀지를 청소하는 것이 좋다. 청력이 개선됨으로써 가족이나 친구, 지인들과 대화를 즐길 수 있다는 사실이 무엇보다 중요하다.

10. 설탕은 정상 에너지원이 아니다

설탕은 인류가 최근 50년 이내에 갑자기 많이 먹게 된 물질이다. 설탕은 자연이 만든 **최고의 흥분제**이다. 뇌 안의 도파민 센터는 생존을 위해 즉각 사용할 수 있는 에너지가 들어오면 바로 알아차린다. 빠른 에너지는 생존을 위한 것이었다. 가뭄에서 살아남고, 맹수로부터 달아나고, 먹을 것을 찾아 들판을 헤맬 때 필요했다. 빠른 에너지의 파도는 전신염증을 유발하며 전신염증은 인지력 감퇴로 연결된다. 설탕은 동맥경화를 유발하는 해로운 지질을 증가시키며, 동맥경화는 뇌에 공급되는 혈액의 흐름을 약화시킨다. 또한 설탕을 먹으면 산화가 증가해 세포벽과 DNA를 손상시키는 유리기가 만들어진다. 세포의 에너지를 생산하는 미토콘드리아는 설탕에 쉽게 지친다. 설탕은 노화과정에 관여하는 시트루인을 교란시킨다. 가장 중요한 문제는 인슐린 시스템을 무너뜨려 알츠하이머병을 '제3형 당뇨' 또는 '뇌에 오는 당뇨'로 부르는 이유가 된다.

  뇌에 인슐린 저항이 있으면 뉴런이 포도당 부족으로 굶주리게 되고, 염증과 산화손상 과정으로 첫째, 미토콘드리아 같은 세포 소기관이 손상된다. 둘째, 뉴런 간 소통이 저하된다. 셋째, 염증 반응이 악화된다. 넷째, 수용성인 아밀로이드 단백질을 불용성으로 만든다. 아밀로이드 단백질은 녹지 않으면 쉽게 분해되지 않아 밖으로 씻겨 나가지 않는다. 이로써, 알츠하이머의 전형적인 병리학적 특징인 아밀로이드 플라크가 형성된다. 이 현상은 인지력 감퇴와 강한 상관관계가 있다. 아밀로이드 단백질은 정상적인 노화의 일부이며, 포도당 대사가 정상인 사람들은 아밀로이드를 분해해 제거한다. 인슐린 분해효소 IDE는 인슐린과 아밀로이드를 모두 분해하는데, 체내에 인슐린 수준이 높으면 기능 장애를 일으키고 인슐린 양에 압도되어 두 번째 기능인 아밀로이드 제거에 실패하게 된다.

  많은 연구들이 인슐린 저항과 알츠하이머 사이의 직접적인 관련성을 발표했다. 2017년 '프레이밍햄' 보고서는 설탕 섭취량이 해마와 대뇌의 크기와 관련이 있음을 밝히고 있으며, 설탕을 더 많이 섭취할수록 두뇌 크기가 더 작아졌다. 2015년 아이오와 대학교 연구진은 인슐린 저항과 인지기능 사이의 관계를 살펴보았다. 인슐린 저항성이 있으면 뇌의 포도당 사용량이 감소했는데 특히 기억을 담당하는 중앙측두엽에서 포도당 활용이 두드러지게 감소했다. 기억력 테스트에서도 점수가 낮았으며, 인슐린 저항이 높은 노인들은 인지기능이 저하되어 있었다.

11. 콜레스테롤이나 비만에 너무 신경쓰지 마세요

콜레스테롤은 몸에 나쁘다고 생각하는 것이 상식처럼 되어 있다. 확실히 나쁜 콜레스테롤 증가는 내장지방이 축적된 '**대사증후군**' 진단 기준 중의 하나이다. 게다가 대사증후군은 비만, 당뇨병, 고혈압, 고지혈증과 합쳐져 동맥경화를 앞당기는 역할을 한다. 그러나 콜레스테롤이 무조건 나쁜 것만은 아니다. 콜레스테롤은 뇌를 비롯한 몸의 세포막 구성 성분 중 하나이다. 즉, 콜레스테롤이 부족하게 되면 세포막 재생이 잘 이루어지지 않아 노화가 진행된다. 사람은 어느 정도 나이가 들면 근육이 쇠퇴하면서 기초대사가 줄어들기 때문에 살이 찌기 쉽다. 지나친 비만은 문제지만 살이 불어난 느낌 정도라면 무리하게 다이어트를 하지 않는 편이 현명하다. 세계적인 통계를 보더라도 마른 것보다 약간 통통한 사람들이 오래 산다는 것을 알 수 있다.

무리한 다이어트는 오히려 살찌는 체질로 만들어 몸에 좋지 않을 뿐만 아니라, 식욕을 너무 참는 것은 뇌에도 좋지 않다. 중년 비만이 되더라도 무리한 다이어트를 하지 않는 것이 현명하다. 특히 극단적으로 먹는 양을 줄이는 다이어트는 엄격하게 금하는 것이 좋다. 중년 이후 다이어트에 성공하려면 먹는 양을 줄일 것이 아니라 먹는 방법을 제대로 해야 한다. 구체적으로 조금씩 다양한 종류의 음식을 먹는 것이 좋다. 예를 들면 점심식사에도 덮밥이나 국수 같은 단품만 고를 것이 아니라 밥과 채소, 고기와 생선, 국 등이 한상차림으로 나오는 음식을 고르는 것이 좋다. 식사를 할 때는 **먹는 순서**가 중요하다. 가능하면 채소→고기나 생선 등의 단백질→탄수화물의 순으로 먹을 것을 권장한다. 식사 후 혈당치가 급격히 상승하면 인슐린이 대량 분비된다. 인슐린은 혈중 포도당을 각 세포에 운반해 주고 중성지방 형성을 돕는 작용을 한다. 다시 말해 인슐린이 대량 분비되면 그만큼 중성지방이 축적되어 살이 쉽게 찐다는 것이다. 하지만 탄수화물을 마지막에 먹으면 혈당치 상승이 완만하게 되고 인슐린 분비량도 적당해져서 살찌는 것을 방지할 수 있다.

오래 씹어 천천히 먹는 것도 중요하다. 빨리 먹으면 비만이 되기 쉽다고 하는데, 이는 포만중추가 포만 신호를 보내기도 전에 이미 너무 많이 먹어버렸기 때문이다. 이처럼 잘 먹는 방법을 생각하면, 무리한 다이어트를 하지 않더라도 적정한 몸무게를 유지할 수 있다.

12. 두뇌 최적화: 뜻밖의 일에 과감히 부딪혀 봅시다

사람들은 예상치 않던 뜻밖의 일에 맞닥뜨리는 것을 싫어한다. 그러나 뇌는 이와 반대로 예상치 않은 일을 오히려 즐긴다. 재해나 사고 같은 사건은 예외지만, 뇌는 상상 밖의 일을 특별한 즐거움으로 받아들인다. 따라서 이러한 이벤트는 뇌의 노화를 방지한다는 의미에서 가치가 있다. 뇌의 노화 예방을 위해서는 전두엽을 활발히 움직이도록 하는 것이 효과적이다. 그러나 전두엽의 속성은 정해진 스케줄 속에서만 움직이면 활성화되지 않는다. 단순 작업이나 예측되는 일로는 전두엽이 거의 작용하지 않는다. 융통성이 없는 사람은 치매에 걸리기 쉽지만 생각이 유연해서 임기 응변에 잘 대처하는 사람은 치매에 잘 걸리지 않는다고 한다.

예를 들어 노인이 계산 연습을 하면 계산 속도는 빨라지고 계산 능력 또한 향상된다. 이런 사실에서 뇌의 일부 기능에 **뇌 훈련**이 작용했다고 볼 수 있다. 하지만 계산 훈련을 거듭하더라도 계산 능력 이외의 기능에는 거의 효과가 없다는 것을 알게 된다.

사람과의 교류는 가장 효율적인 '뇌 훈련'이다. '뇌'는 타인과의 네트워크에서 큰 쾌감을 얻으면서 보다 활성화된다. 대화에서 새로운 정보를 얻기도 하고 공통 화제를 만들기 위해 시나리오를 짜기도 하고, 기억을 되살리기도 하고, 또는 상대방의 기분이나 생각을 헤아리기도 한다. 이처럼 사람과의 교류에서 뇌, 특히 전두엽은 풀가동된다고 한다. 타인과 마주할 때 꼭 방긋방긋 웃을 필요는 없다. 때로는 침을 튀겨 가면서 토론을 하자. 격렬한 토론은 뇌의 노화 예방에도 도움이 된다. 토론은 뇌를 종합적으로 가동하고, 뇌를 젊게 하는 촉진제 역할을 한다.

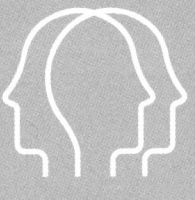

제6부

100세까지 건강한 뇌로 사는 생활 습관

도전 정신은 100세 장수인들이 지닌 공통점이다.

회화와 문학 속에 그려진 치매 ❻

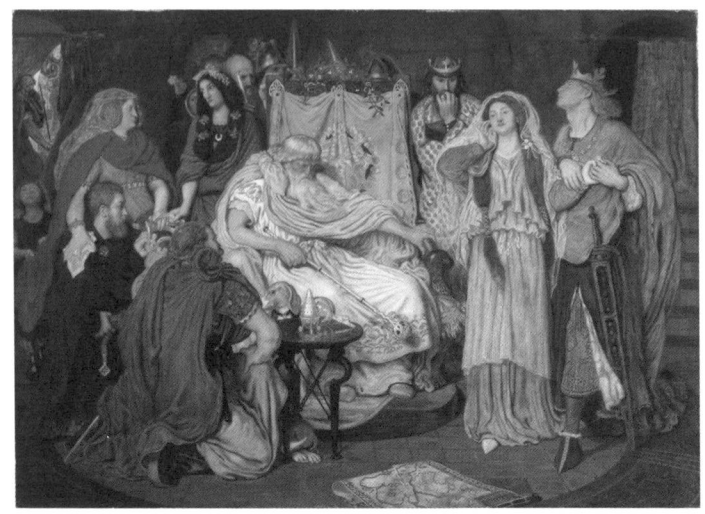

〈코델리아의 몫〉(1866~1872), 포드 매덕스 브라운

리어왕

『리어왕』은 1608년 발표된 셰익스피어의 4대 비극 중 하나이다. 이 작품에서 셰익스피어는 극 중 인물인 리어왕을 통해 치매의 증상에 관한 혜안과 깊은 통찰력을 보여 주고 있다. 한 사람의 치매로 인해 가정과 왕국이 어떻게 몰락해 가는지 상세히 묘사하고 있으며, 치매를 앓고 있는 환자에 대한 위선이 왜 용서받기 어려운지도 설득력 있게 보여 주고 있다.

리어왕은 팔순이 되어 판단력이 예전 같지 않음을 느끼고, 왕위에서 물러나면서 노후 보장을 전제로 왕국을 세 공주에게 나눠주기로 결심한다. 그런데 통치 능력이 기준이 아니라 본인에게 가장 큰 사랑을 약속하는 딸에게 가장 넓은 영토를 주겠노라고 선언한다. 치매 증상으로 인해 엉뚱하고 불합리한 기준을 세우게 된 것이다.

위로 두 딸은 서로 많은 영토를 차지하려고 앞다투어 아첨을 일삼는다. 이와 달리 아버지를 진정으로 사랑하는 막내딸 코델리아는 언니들의 탐욕이 역겨워 상속을 포기한다. 리어왕은 화가 치밀어 막내딸과 인연을 끊어 버린다. 코델리아는 아버지를 교활한 두 언니의 손에 남겨둔 채 프랑스 왕과 결혼하여 고향을 떠난다. 상속을 마친 언니들은 리어왕을 학대하고 결국 그는 자신의 왕국에서 추방당한다. 이 소식에 코델리아는 군대를 이끌고 돌아왔으나 전투에서 패하고 사형선고를 받는다.

한 남자를 사이에 두고 싸우다가 큰 딸이 둘째 딸을 독살하고, 큰 딸도 스스로 목숨을 끊어 버리고 만다. 화려했던 왕국의 쇠망과 아버지를 참으로 사랑했던 막내딸의 비참한 최후를 목격하게 된 리어왕도 스스로 세상을 등진다.

이야기 속에서 리어왕은 인지기능이 점진적으로 악화되고, 비이성적인 사고 형태를 보이며, 갑작스런 감정의 기복, 편집증, 환시, 수면장애, 손떨림, 가까운 사람의 얼굴을 알아보지 못하는 등의 증상을 보인다. 현재의 진단 기준으로 볼 때, **루이소체 치매**(Lewy body dementia)에서 전형적으로 나타나는 증상들이다.

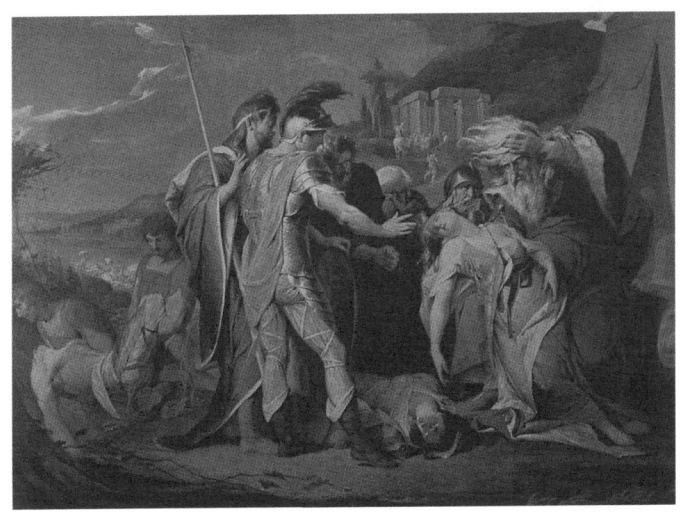

〈코델리아의 죽음에 슬퍼하는 리어왕〉(1786~1788), 제임스 배리.
막내 딸 코델리아의 시신을 붙들고 오열하는 리어왕

1. 100세 장수인들의 식사

115세 여성이 가장 좋아한 음식

115세까지 살았으면서도 뇌가 전혀 쇠약해지지 않았던 네덜란드의 헨드리케 판 안델시퍼는 매일 빼놓지 않고 오렌지 주스를 마셨다. 네덜란드에서는 '생선' 하면 청어를 떠올릴 정도로 청어를 즐겨 먹는다. 신선한 청어는 날로 먹으며, 소금에 절인 청어에 얇게 썬 양파를 곁들여 샌드위치를 만들어 먹는다. 안델시퍼 역시 신선한 청어는 날로 먹었고, 그렇지 않을 때는 소금에 절여 거의 매일 청어를 먹었다고 한다. 참고로 영양가가 손상되지 않는 조리법 1위는 회, 2위 소금구이, 3위 간장 소스구이, 4위 조림, 5위 튀김이다. 가급적이면 먹거리에 열을 가하지 않는 점이 중요하다. 또한 야채 주스, 과일 주스를 일주일에 세 번 이상 마시는 사람은 알츠하이머 병에 걸릴 위험이 76% 낮다고 한다. 어쩌면 청어와 오렌지 주스가 그녀의 뇌를 지켜주었을지도 모르겠다.

뇌에 에너지를 공급하는 아침식사

하루 24시간 가운데, 공복으로 있는 시간이 가장 긴 때가 자는 시간이다. 자고 있으니까 영양이 별로 필요하지 않을 것이라 생각하기 쉽지만, 우리 몸은 자는 동안에도 쉬지 않는다. 기초대사는 호흡이나 체온조절 같은 필

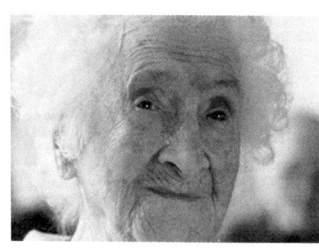

잔 칼망(Jeanne Calment, 1875~1997)
최고령 슈퍼 센터네리언, 프랑스 아를시 거주
(생전에 빈센트 반 고흐를 만나본 적이 있다고 한다)

수적인 생명활동에 소비되는 에너지를 말하는데, 이 에너지는 자는 동안에도 쉬지 않고 쓰인다. 그리고 기초대사는 우리 몸이 사용하는 에너지의 70%를 차지한다. 그런데 아침을 거른 채 점심을 먹으면 혈당치가 단번에 올라간다. 그리고 2시간이나 4시간 뒤에는 혈당치가 급격히 떨어진다. 이런 일이 반복되어 습관이 되면 당 이용을 촉진시켜 혈당을 떨어뜨리는 인슐린이 뇌에 당분을 섭취하라는 지시를 자주 보내게 되고, 결국에는 뇌가 폭주하기 시작해 비만을 향해 돌진하고 만다. 아침을 걸렀을 뿐인데, 이런 상태가 되는 것이다. **아침을 먹지 않으면 비만을 초래한다.**

매일 끈적끈적한 음식을 먹는다

낫토, 청국장, 참마 등이 끈적이는 까닭은 '무틴(mutin)'이라는 성분 때문이다. 무틴은 당질과 결합해 당질이 흡수되는 속도를 늦춘다. 당질은 몸안에 들어가면 최종적으로 포도당으로 분해, 흡수되는데, 혈액에 포도당이 들어오면 포도당을 세포안으로 끌어들이려고 '인슐린'이 분비된다. 이때 많은 양의 포도당이 급격히 혈액 속으로 들어오면 인슐린 분비도 활발해진다. 이렇게 인슐린을 한꺼번에 대량으로 필요로 하는 상태가 반복되면 인슐린을 분비하는 췌장이 망가진다. 인슐린 분비 공장인 췌장이 쉬지 않고 풀가동되다 보니 견디지 못하는 것이다. 당뇨병은 이렇게 해서 시작된다. 오래 사는 사람일수록, 인슐린의 혈중 농도가 낮은 상태를 유지한다고 알려져 있다. 낫토와 청국장에 함유된 무틴은 당질에 달라붙어서 당질이 분해되는 속도를 억제한다. 다시 말해 끈적거리는 점액 성분이 노화와 당뇨를 막아주는 것이다.

지중해식 요리를 즐긴다

올리브유, 과일, 채소, 콩류, 곡물, 생선, 지금 나열한 식재료들은 지중해 연안 국가들에서 즐겨 먹는 식재료다. 이런 식재료들을 넉넉하게 사용해 만든 요리를 '**지중해식 요리**'라고 하며, 소고기 같은 동물성 고기나 유제품은 포함되어 있지 않다. 지중해식 요리를 먹는 사람들은 알츠하이머병이 발생할 위험이 68%나 낮다고 한다. 지중해식 요리라고 해서 어렵게 생각할 필요 없다. 우선 생선을 중심으로 채소와 콩류, 곡류 같은 음식을 섭취하고 샐러드에 올리브유로 드레싱하여 곁들이면 된다. 거기에 적포도주를 곁들이면 지중해식 요리를 완성할 수 있다. 지중해식 식사는 분명히 알츠하이머병 발병률을 낮추는 데 도움이 된다.

2. 장수 유전자는 누구나 가지고 있다

100세가 넘어서도 건강하고 활기차게 삶을 즐기는 사람들은 보통 사람과는 달리 특별한 유전자를 가지고 있지는 않은지 궁금할 수 있다. 지금까지 장수와 관련된 유전자는 30개 이상 발견되었다. 그 가운데 효모균에서 발견된 장수유전자가 서투(Sir 2)이다. 이 유전자는 먹이가 풍부하고 따뜻하며 편한 환경에서 자란 효모균에서는 활발하게 움직이지 않는 반면, 먹이가 적고 외부 기온이 추운 환경에서 자란 효모균에서는 활발하게 움직이는 것으로 확인되었다. 효모균에게 먹이가 적은 상태는 사람으로 말하자면, 칼로리를 제한한 상태이다. 그러니깐 과식으로 살이 찐 사람은 이 유전자가 활발하게 움직이지 않는다. 또 하나 중요한 점은 사람은 누구나 이 서투 유전자를 가지고 있다는 점이다. 수명이 긴 사람에게만 있는 유전자가 아니라 사람이 원래 가지고 있는 유전자이다. 100세 장수인의 식단을 보면 일단 **양이 적다**는 공통점이 있다. 즉 건강한 100세 장수인들은 포만감보다 오히려 배가 살짝 덜 찬 듯한 부족감을 즐기는 듯하다.

의학적으로 비만을 방지하려면 천천히 먹어야 한다. 포만중추에 '이제 슬슬 배가 불러온다'라는 신호가 도달하는 데에는 20분 정도 걸린다. 결국 포만중추가 움직이기도 전에 다 먹어 버린다면 과식은 피할수 없다. 맛을 음미하면서 20~30분 정도 시간을 들여 천천히 먹도록 하자. 밤에는 늦어도 8시까지만 먹어야 한다. 식사량은 아침에는 충분히, 점심에는 조금 많이, 저녁에는 가볍게 먹어야 이상적이다.

3. 하체를 강하게 단련한다

프랑스 여성 잔 칼망(Jeanne Calment)이 했던 운동으로는 펜싱과 자전거 타기가 있다. 그녀는 85세에 펜싱을 시작했다. 펜싱처럼 격렬한 운동을 시작하기란 쉬운 일은 아니다. 펜싱은 허리를 깊이 숙인 자세로 검을 사용하기에 하체 근육이 매우 중요하다. 또 하체가 튼튼한 것만으로 부족하고, 상체 균형도 좋아야만 검을 잘 사용할 수 있다. 또한 그녀가 100세까지 자전거를 탈 수 있었던 것도 펜싱으로 단련된 하체와 균형 감각이 그 힘을 발휘하지 않았나 싶다.

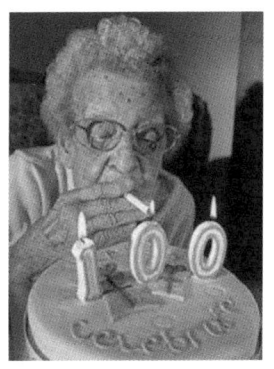

잔 칼망(1875~1997)
- 21~117세 흡연
- 85세부터 펜싱
- 110세까지 자전거 타기

이타바시 미쓰는 100세가 넘었는데도 일본무용 사범일을 하고 있다. 42세 때 취미로 시작했다고 한다. 일본무용은 허리를 낮추고 몸을 조금 숙인 상태에서 춤을 춘다. 이타바시 씨는 신체나이로 뼈의 강도는 70대 후반, 허벅지 근력은 80대 후반, 보행능력과 균형감각은 80대 중반이었다.

미우라 게이조는 99세 때 알프스산맥 최고봉인 몽블랑산(4807m)에서 산악 스키를 탔다. 아흔이 넘어서도 매년 120일 이상 스키를 즐기고 있다.

쇼치 사브로는 95세부터 중국어를 배우기 시작해 지금은 중국어로 일기를 쓰고 있다. 영어로 강연도 하고 있다. 이런 **도전 정신**은 100세 장수인들이 지닌 공통점이다. "우리 인생에 나중은 없다." 하고 싶은 일을 그때그때 도모하고 실천하면서 자신들이 뜻한 대로 삶을 이어가고 있다. 단조로운 일상은 뇌가 필요로 하는 욕구를 만족시키지 못한다. 새로운 일에 도전했을 때 가장 신나게 움직인다.

(2) 심장 박동수로 운동 강도를 정한다

운동을 할 때, 운동 강도를 설정해야 하는데, 혼자서도 쉽게 기준으로 삼을 수 있는 것이 '심장 박동수'이다. 미국의 스포츠 트레이너 필립 마페턴 박사가 고안한 **180공식**이 있다. 180에서 자기 나이를 뺀 만큼 심장 박동수가 되는 운동이 가장 효율적이라는 개념이다. 50세인 사람은 180에서 50을 뺀 **130이 목표 심장 박동수**가 된다. 걷기는 물론 달리기를 할 때에도 자신에게 적절한 운동 강도를 알기 위해, 심장 박동수는 항상 체크하도록 하자. 운동도 적절해야 한다. 자신의 심장 박동수에 맞게 운동해야 운동의 효율은 높이면서 운동 부작용은 줄일 수 있다.

4. 좋지 않은 일은 자꾸 잊어버린다

100세 장수인들을 만나 이야기해 보면, 사소한 일에 얽매여서 고민하는 성격을 가진 사람들은 거의 없다. 다들 낙천적인 성격을 가지고 있다. 한때 뇌 신경세포는 새로이 생기지 않을 뿐더러, 나이가 들면 쇠퇴하여 위축된다고 알려져 왔다. 그런데 성인의 뇌에서도 새로이 신경세포가 만들어진다는 사실이 밝혀졌다. 새로 만들어진 신경세포는 기억을 관장하는 해마에서 오래된 기억을 지우는 역할을 한다. 즉, 해마에서는 새로 만들어진 신경세포가 과거 기억 가운데 남겨야 할 것과 필요없다고 판단되는 것을 선별한다고 한다. 그런데 장수인들은 나쁜 기억을 좋은 기억으로 변환하는 데에도 능숙할 뿐만 아니라, 나쁜 일이나 떠올리고 싶지 않은 일들을 힘들지 않게 하나하나 잊어 나간다. 다들 "지금이 좋다", **"사는게 즐겁다"**라고 답한다. 행복한 생각이 행복한 인생을 만들게 된다.

5. 자손을 위해 옥답을 남기지 않는다

이 말은 메이지 유신 때 일본 정치가 사이고 다카모리가 남긴 한시 구절 중 '자손을 위해 옥답을 사지 말고'에서 유래된 말로서, 장수 시대에는 자손을 위해 자산(돈)을 남기려고 하지 말고 자신을 위해 쓰라는 이야기이다. 음악 콘서트에도 가고, 여행도 하고, 무언가를 공부하고, 멋을 내거나 하면서 스스로를 위해 돈을 쓰라는 이야기다. 지금까지 회사나 가정에서 열심히 일하고 헌신했으니 앞으로는 시간도, 돈도 자기 자신을 위해 사용하자. 물론 이 모든 일은 건강해야만 가능하다. 그러니 자기 건강 상태를 항상 철

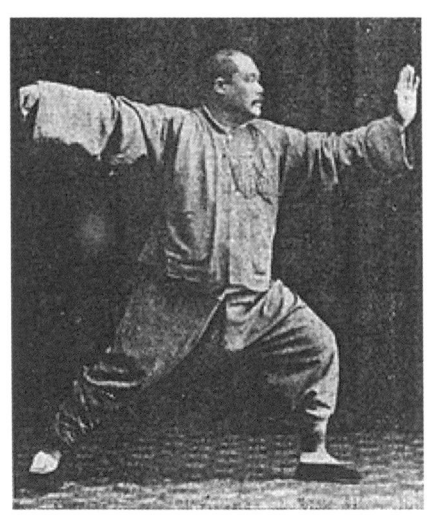

양징보의 단편(單鞭) 자세, 1932년

저히 점검하고 관리함이 중요하다. 재산을 자식에게 물려주는 시대는 지났다. 내가 모은 재산은 내 노후를 위해 쓰겠다는 생각을 가져라. 이는 결국 자녀를 돕는 길이다.

뇌를 활성화시키는 태극권

굽히는 근육과 늘리는 근육을 균등하게 단련하면 뇌 기능이 활발하게 움직이는데, '**태극권**'은 가볍게 무릎을 굽힌 상태를 유지한 채 상체를 움직인다. 동작은 모두 천천히하되 쉬지 않고 몸을 움직인다. 가장 단련되는 근육은 허벅지에 있는 '대퇴 사두근'이다. 매우 큰 근육인 이곳이 자극을 받게 되면 기초대사가 향상되고 뇌도 자극을 받는다. 태극권에서는 호흡법을 중시하기에 유산소 운동으로서도 효과적이다. 게다가 동작이 완만하고 부드러워 근육이나 뼈에 무리가 가지 않아서 요가처럼 남녀노소 누구나 쉽게 배울 수 있고 시간, 장소, 복장에 구애받지 않는 장점도 있다. 태극권은 고요하게 움직이면서 몸을 단련시키고, 정신을 가다듬어 집중력을 높여주는 가장 좋은 심신 단련 운동이다.

낯선 곳으로 여행을 떠난다

뇌 활성화를 위해서 여행을 즐기라고 권하고 싶다. '혼자 계획을 세워서 모르는 장소로 여행할 수 있나?'라는 질문은 '혼자서 생활을 즐길 수 있는지' 여부를 알 수 있다. **여행**이란 그 자체가 일상생활에서 벗어나 새로운 경험을 쌓는 일이어서 뇌 기능이 활성화된다. 게다가 모르는 곳이라면 더욱더 그렇다. 또한 여행지에서 예상하지 못한 일을 맞닥뜨리게 되니, 계획을 세울 때에는 어느 정도 그 점을 예측해야 하고 대처 방법도 생각해 두어야 한다. 앞으로 일어날 일을 예상하고, 그 대처법을 강구하는 일은 상당한 고도의 뇌 기능이 필요하고 뇌는 이런 작업을 함으로써 자극을 받아 더욱 더 활발히 움직이게 된다. 게다가 모든 일을 하나부터 열까지 혼자서 결정해야 한다. 뇌도 100% 가동 상태에 돌입하게 되는 것이다. 무엇보다도 여행이라 하면 계획을 세울 때부터 마음이 설레고, 기분도 좋지 아니한가? 우리 마음이 즐거우면 뇌도 즐겁다는 사실을 명심하자. 설레는 마음으로 여행을 계획하는 일, 낯선 여행지에서 낯선 상황과 사람을 맞닥뜨리는 일, 이 모두가 뇌에게는 즐겁고, 신선한 자극이 된다.

요리하는 취미를 가진다

요리는 상당히 일상적인 행위이면서도 결단력과 유연한 발상, 그리고 포용력을 담보로 하는 그야말로 고차원적인 일이다. 미우라 게이조는 100세가 넘어서도 혼자 살았기 때문에 요리도 직접 했다. 닭 한마리를 통째로 압력 솥에서 찌는 방법 등을 직접 생각해 내었다고 한다. 요리를 할 때에는 창의력이 필요하다. 또 간을 보는 행위 역시 고차원적인 기능 가운데 하나이다. 매일 요리를 준비하면서 두뇌 훈련을 하고 있다고 생각하자. 요리만 해도 인지기능 저하를 40%나 줄일 수 있다고 한다. 재료를 준비하고, 조리하고, 맛보는 일 하나하나가 뇌를 훈련시키는 일이다. 요리를 잘하는 사람은 치매에 걸리지 않는다.

6. 평생 남자와 여자로 산다

'사람을 직접 만난다'라는 소통에 대해 기본적인 것은 서로 **공감**하는 일이다. 상대와 가장 깊이 공감하는 방법은 누군가를 진심으로 좋아하고 사랑하는 일이다. '젊은 사람도 아닌데 무슨 연애를 해?'라고 생각할 수도 있지만, 사람을 만나고 설렘을 느끼는 일은 뇌 기능을 활성화시키는 데 매우 효과적이다. 연애까지는 아니더라도 **'멋진 사람이구나'**라고 생각할 사람이 있기만 해도 좋다. 설레는 감정은 사람을 젊게 만든다. 또 멋쟁이가 되고 싶게끔 한다. 그래서 이성에 대한 관심을 잃으면 젊음도 단숨에 사라진다고들 하고, 그 말은 충분히 일리가 있는 이야기다. 적극적으로 사랑하라. 연애 감정은 노화를 늦추는 가장 좋은 묘약이다.

왜 조각가나 화가는 장수할까?

파블로 피카소가 91세, 마르크 샤갈은 97세로, 장수한 화가들이 많다. 화가나 조각가가 오래 사는 이유는 손을 많이 사용하기 때문이라는 이야기가 있다. 늘 손을 많이 움직이고 창조성을 발휘하는 데다가 자신이 좋아하는 일을 하면서 살기에, 뇌도 그만큼 활발하게 움직이는 것이다. 거기에 주목해야 할 점은 작업 중일 때는 물론이고 평소에도 늘 자신이 그리고 싶고, 조각하고 싶은 주제를 생각하면서 산다는 점이다. 예술가나 경영자 가운데 장수하는 사람이 많은 까닭은 자신이 하는 일에 보람을 느꼈기 때문일 것이다. 평생 동안 보람 있는 일을 하면서 살았기 때문에 그들이 장수하게 되지 않았나 싶다. 소소한 소망도 좋고, 손자와 함께 술잔을 기울이면서 지나온 인생을 이야기하는 시간도 좋다. 삶을 통해 얻은 깨달음이나 지혜들을 자라나는 아이들에게 전하는 일은 너무도 값지고 멋진 일이기 때문이다. 보람 있는 삶은 누구나 스스로 만들어 나가는 것이다. 자신이 하고 싶은 일을 하면서 사는 사람이 세상에서 가장 행복하게 나이 드는 사람이다.

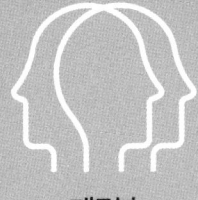

제7부

치매의 또 다른 희생자: 간병가족

치매를 알게 되었다는 것은 인생에 대해서도 알게 되었다는 것이다.

1. 간병: 예고된 실패

어린이나 일반적인 젊은이의 간병과는 달리 만성 노인성 질환을 가진 치매 노인을 간병하는 것은 최종 목적지가 다르다. 일반적인 간병의 목적은 질병을 회복해서 다시 사회와 가정으로 복귀하게 하는 것이지만, 노인의 간병은 그 마지막이 죽음일 수밖에 없다. 죽음 이후 후회와 자책감으로 예고된 실패라고 볼 수 있다. 또한 예전과 달리 핵가족화되고, 친족 간의 유대가 약해진 상황에서 집에서 장기 질환자를 간병한다는 것에는 한계가 있을 수밖에 없고, 간병으로 인한 부담은 예전보다 가중되었다고 볼 수 있다.

환자는 반복되는 실수와 연관된 감정이 점점 쌓이면서 자기 뜻대로 일이 되지 않는다는 느낌에 괴로워하게 된다. 지금까지는 실수를 지적해도 아무렇지 않은 듯한 태도를 보여 주위 사람들을 화나게 만들었으면서 갑자기 이렇게 말한다. "내가 없어지고 있어", "지금이 사라지고 있어", "어두운 구멍으로 끌려들어가는 것 같아", "빨리 저승사자가 날 데리러 왔으면 좋겠어", "왠지 몸 상태가 안 좋아", "나이를 먹어서 이젠 다 틀렸어".

치매를 살아가는 사람과 그 가족들은 불가능한 현재와 시간의 저편에서 흐릿하게 보이는 과거 사이를 언제나 오가고 있다. 과거가 현재를 비추고 현재가 과거를 채색한다.

집에서 환자를 돌보는 사람들은 몸과 마음에 큰 부담을 안고 살고 있다. 조사에 의하면 집에서 치매 노인을 간병하는 가족 중 신체 증상(두통, 관절통, 어깨 결림 등)을 호소하는 사람이 80% 이상, 정신 증상(초조감, 불안, 공격성, 우울 증세, 권태감 등)을 호소하는 사람은 70% 이상이라고 한다. 그럼에도 불구하고 왜 그들은 환자를 집에서 돌보기로 결정했을까? 치매를 앓는 사람에게 깊은 애정을 갖고 있거나 주변의 압박에 의한 의무감 때문에, 또는 가족

제도에서 비롯된 윤리관에 얽매여 있거나, 의료보험 제도를 이용하는 방법을 모르기 때문일 것이다. 경제적으로 볼 때는 오히려 가정에서 간병하는 편이 부담이 더 크다.

그러나 치매라는 병에서 어떤 '빛'을 보고 싶다면 규범, 상식, 이해, 역할 등으로부터 어느 정도 자유로워질 필요가 있다. 환자를 치료하는 전문가도 이러한 자유를 체험하지 못하면, 열정이 있다고 해도 또는 천직이라고 생각하고 그 일을 시작해도, 언젠가는 치매를 앓는 사람 곁에 있는 것이 고통이 될 수밖에 없다. 따라서 원점으로 다시 되돌아가서, 치매라는 삶을 사는 사람들의 희망과 빛을 찾는 여정을 계속해야만 한다고 생각한다.

2. 간병가족의 감정

- 불신과 부정: 치매의 첫 신호에 대한 가족의 반응은 환자와 다르지 않다. 환자도, 가족도 믿으려 하지 않는다. 일반적인 노화의 증상으로 치부해 버리거나, 집중력 부족, 울적한 기분, 심리적 문제, 충격적인 상실의 경험 탓 등으로 돌린다.
- 분노: 세상의 모든 친밀한 관계는 사랑의 감정과 함께 분노의 감정을 지닌다. 분노는 상실을 받아들이는 과정에도 포함되는 감정이다. '왜 하필 나인가', '왜 하필 우리인가', 묻고 또 묻게 된다.
- 절망감: 아무 소용도, 목적도 없는 분노는 절망감을 동반한다.
- 슬픔: 가족의 간병이란 많은 것의 상실과 포기를 의미하며 제3자가 가장 공감할 수 있는 감정이다.
- 죄책감: 가장 많은 노력을 기울이는 가족이 가장 자책을 많이 한다.

- 감동과 사랑: 혼자서는 생활이 불가능하고, 아프고 힘든 환자의 상태가 사랑과 감동을 불러온다.

3. 이전과는 다른 사람이라 생각하면 마음이 진정됩니다

치매환자와 같이 살다 보면 같은 질문을 여러 번 반복한다든지, 방금 식사한 걸 잊고 "아직 밥 멀었어?" 하는 말을 들을 수 있다. 어떤 때는 "내 돈 훔쳐갔지?"라고 말하기도 하고, 갑자기 화를 내거나 씩씩거리면서 나자빠지기도 하고 계속해서 혼잣말로 중얼거리기도 하는 등 별의 별 일들이 일어날 수 있다. 눈앞의 부모님이 이런 모습들을 보이면 머릿속으로는 '다 병 때문이야'라고 이해는 되지만, 현실에서는 황당하고 힘 빠지고 화가 나기도 한다. "이제 됐으니 그만 하세요!"라고 소리치거나 "여러 번 똑같이 말씀드렸잖아요, 그런데도 왜 그걸 모르세요?"라고 언짢게 반문하기도 하고, "점점 더 나빠지시네요!"라고 강한 어조로 가르치려 들기도 한다. 그리고 나서 곧 후회하면서 자기 혐오에 빠지기도 한다. 치매환자 가정에서 누구나 흔히 경험하는 일들이다.

미네소타 명예교수로 가족 사회심리학을 전공하는 폴린 보스 박사는 "치매환자의 가족은 **애매한 상실**(Ambiguous loss)을 체험하면서, 크나큰 스트레스에 노출된다"고 설명한다.

보스 박사의 이론에 따르면 '애매한 상실'에는 작별인사 없는 상실(Leaving without Goodbye)과 상실 없는 이별(Goodbye without Leaving)의 두 종류가 있다. (예를 들면, 사연 재해 등으로 유해를 찾지 못했을 때, 사랑하는 사람이 눈 앞의 나를 알아보지 못하고 다른 사람이라고 생각할 때, 뇌사고로 다른 사람으로 착각하는 경우 등…)

전자는 실제 존재하지 않는데도 불구하고 심리적으로 존재한다고 믿는 상실이다. 전쟁, 지진, 쓰나미 같은 자연 재해나 유괴 등으로 중요한 사람이 행방불명이더라도 남은 사람의 마음 한 구석에 사라진 사람의 존재가 그대로 남아 있다는 믿음이다.

후자는 육체적으로는 존재하더라도, 심리적으로 부재인 상태를 말한다. 사랑하는 사람이 눈 앞에 있더라도 그 사람의 마음, 혹은 뇌의 기억에는 이미 존재하지 않는다. '실제로 존재하지만 이전의 그 사람은 이미 사라졌다'는 것이다. 치매란 병은 이 같은 '애매한 상실'을 가족들에게 남기게 된다. 치매환자의 가족들은 그 사람을 육체적으로 잃은 것은 아니지만, 질병의 진행에 따라 그 사람과의 과거 관계성을 잃어 갈 때 큰 스트레스를 안게 된다. 눈 앞에 두고서도 가족들은 알아보지 못할 때, 이런 사람과 계속 마주한다는 것은 슬픔, 고통, 불안, 때로는 분노와 부정이라는 부정직인 감정이 밀려오게 된다. '치매환자는 이전의 어머니, 아버지가 아니다.' 이것을 받아들이면 상황은 달라진다. '이런 것도 못하시다니'라며 비관할 일도 없어지고, 왜 이걸 못하시지라며 짜증을 내거나 감정이 북받쳐 오르는 일도 사라질 것이다.

환자에게 짜증을 내고 나면, 힘들어지는 것은 자신이다.

4. 고령화 대책은 저출산 대책

핵가족 세대가 전체의 70%를 상회하는 것으로 보고 있다. 이 숫자만 보아도 고령자와 이야기할 기회가 없는 어린이들이 많다는 사실을 알 수 있다. 미래를 짊어질 어린이들이 치매를 알고 이해하도록 하는 것은 대단히 중요하다. 왜냐하면 **치매를 안다는 것**은 질환뿐만 아니라. 인생에 대해서도 배우는 계기가 되기 때문이다. 나아가 생명을 소중히 여기는 마음가짐이 생겨나고 남이나 자기자신을 소중히 할 줄 아는 어린이로 자라게 된다.

나는 지금의 학교 교육에서 이 점이 소홀히 다루어지고 있다는 것을 실감하고 있다. 치매를 올바르게 배우기 위해서는 가정과 학교, 양쪽에서의 접근이 필요하다. 어린이들에게 치매를 올바르게 이해시키는 것은 결국 치매를 예방하는 것이다. 어느 환자는 건망증이 생겨 손자가 상대해 주지 않게 되자, 본인은 치매 예방 서클에 다니고 손자는 학교에서 치매에 대해 공부함으로써 커뮤니케이션이 다시 부활해 결과가 좋아졌다는 사례도 있다.

고령자는 건강하게 치매에 걸리지 않고 집에서 생활하면서 지역을 산책하거나 원예, 밭일을 할 수 있다. 또한 등하교하는 어린이들의 안전을 지켜주는 역할도 할 수 있다. 유괴나 위험한 행동을 예방하는 것에도 도움이 되며, 지역이 안전해질 것이다. 고령자에게 친절한 지역을 조성하는 것은 고령화 대책일 뿐만 아니라 저출산 대책과도 충분히 통하는 방안이라고 판단된다.

5. 문제 행동 대처법

치매환자를 대할 때의 일반적인 팁
- 규칙과 루틴을 존중한다: 우리 행동은 두 가지 시스템에 의해 조종되고 있다고 한다. 시스템 1은 충동적, 직관적, 인상, 영감, 의도, 감정에 따라

자동적이고 빠르게 작동하며, 시스템 2는 논리적, 합리적이며 성찰과 논증을 할 수 있다. 즉 우리를 자제할 수 있게 조절한다. 그런데 치매환자의 시스템 2가 서서히 기능을 잃어가기 때문에, 시스템 1만 남게 된다. 치매환자는 질서와 규칙에 대한 욕구가 커지고, 질서와 규칙이 필요한 이유는 안정감 때문이다. 식사, 샤워, 수면 같은 일과를 최대한 같은 순서에 따라, 같은 시간에 해결해야 최대한 오래 능력과 기억을 유지할 수 있다.

- 치매환자를 나무라도 되나?: 자주 듣는 질문이다. 이 같은 질문에 답을 하자면 안 되는 것도 아니고, 나무란다고 치매가 악화되는 것은 아니지만, 나무라고 난 후 뒤돌아서 고통스러운 사람은 바로 당신이다. 치매환자는 야단 맞은 내용은 바로 잊어버리지만, 그 불쾌감은 오래 남는다. 감정의 기억은 오래간다. 왜 야단 맞았는지 모르지만 왠지 모를 분한 느낌 같은 것이다. 이러한 불쾌감이 치매환자에게는 '**문제 행동**'을 일으킬 방아쇠가 될 수 있다. 돌보는 가족 입장에서 가장 심각한 것은 치매환자의 '문제 행동'이다. '문제 행동'을 일으키지 않게 하려면 환자가 늘 기분 좋게 지내도록 배려하는 것이 첫 번째이다. 치매환자를 나무라서 기분을 나쁘게 하면 힘들어지는 것은 결국 나무란 사람 자신이라는 사실을 잊어서는 안 된다.

단계별 지침

- 1단계: 그 행동이 정말로 문제인지 따져 보면 짜증스럽기는 하지만, 자세히 들여다 보면 사실은 문제가 안 된다.
  1. 즉 그 행동이 당신이나 치매환자에게 해가 되는가?
  2. 그 행동이 당신이나 환자의 안전을 위협하는가?
  3. 그 행동이 당신이나 환자의 신체 기능과 정신 기능을 방해하는가?

예를 들어 같은 이야기를 계속 반복하고, 샤워 및 옷 갈아입는 것을 등한시하거나, 물건을 강박적으로 옮기거나, 특정 동작을 반복하는 것은 시급하게 해결하지 않아도 된다. 심지어 밤에 돌아다니는 경우에도, 가스불을 켜거나 밖으로 나가지 않는 이상 굳이 개선할 필요가 없다.

- 2단계: 행동의 원인을 찾는다. 환자의 인생사를 고려하고, 어떤 상황에서 문제가 일어나는지 살펴야 한다.

  1. 누구한테서 문제가 나타나는가?
  2. 어디서 어떤 환경에서 문제가 나타나는가?
  3. 언제 문제가 나타나는가?
  4. 자신에게 물어보자: 내가 환자라면 어떤 기분일까?
  5. 하나 또는 복수의 해결책을 찾는다.
  6. 실천 후, 되돌아본다.

환자의 과거로 들어간다

치매환자에게 과거는 가장 오래도록 남아 있고, 그 과거가 오늘이 되기에, 과거의 관심, 습관, 선호, 경험을 방향지시기로 삼을 수 있다. 그러려면 환자가 어떤 가정에서 성장했는지, 어떤 학교를 다녔는지, 무슨 일을 했는지, 어떤 사랑을 나누고, 어떤 가정을 꾸렸는지, 살면서 어떤 흥망을 겪었는지, 무엇을 두려워하는지를 알아야 한다. 환자의 이력을 많이 알수록 환자의 생각과 감정의 미로를 더 잘 쫓아갈 수 있을 것이기에.

치매환자 가족이 환자를 요양병원에 보내기 꺼려하는 이유 중 하나는 그곳에서는 **환자의 과거**에 관심이 없기 때문이다. 그곳에서는 모든 환자를 똑같이 대할 것만 같다. 마치 과거가 없는 사람인 양! 그것이 환자에게 얼마나 치명적일 수 있는지는 수많은 사례가 입증한다. 환자가 어떤 사건과 경험을 기억하는지, 무엇을 자랑스러워하고, 무엇을 고마워하는지, 어떤 것을 좋아하는지, 지금의 무기력과 불안의 뿌리는 어디에 있는지 등에 관심을 기울여야 한다.

가족의 커뮤니케이션이 중요

치매환자들의 경과를 관찰하던 중 **치매의 악화요인**을 검토한 적이 있다. 그때 화제가 된 것은 '커뮤니케이션 부족'이었다. 가족들과 동거하고 있어도 대화가 없었던 환자들이 많은 것을 보고 놀랐다. 가족이 아니라 '같은 지붕 밑에 있는 사람' 취급을 받고 있었고, 식사도 쓸쓸하게 완전히 따로 해야 하는 경우도 있었다.

치매 예방에는 치매환자를 대하는 방법도 큰 비중을 차지한다. 이런 관점에서 지금 우리에게 필요한 것은 치매환자를 돌보는 자식이나 손자 등 젊은 세대에게 치매를 정확히 이해시키는 일이 중요하다고 생각된다. 외국의 연구에서는 사회적 접촉이 치매 발병 위험을 줄여 준다는 사실이 밝혀졌다. **좋은 커뮤니케이션**이 치매를 예방해 준다는 것이다. 바쁘지만 가족 모두가 각자 한마디씩 말을 걸어 주기만 해도 고령자는 매우 기뻐한다. 떨어져 사는 자식이라면 전화를 거는 것도 좋을 것이다. 적극적으로 밖에 나가도록 하는 것도 필요하지만 그렇다고 해도 고령자가 혼자서 갈 수 있는 곳은 많지 않다. 가족에게 시간과 여유가 있으면 물건 사러 갈 때나 당일치기 여행 등에 모시고 가면 좋을 것이다. 전에 같이 갔던 즐거운 추억이 있는 곳이나 환자 본인이 흥미를 가질 만한 장소에 가자고 권해 보자. 실제로 외출을 하면 본인은 매우 기뻐한다. 물론 집에 돌아오고 나면 외출했던 일 자체를 기억하지 못하는 경우도 있다. 그렇지만 잊어버렸다고 해서 의미가 없는 것은 결코 아니다. 즐거웠던 그 순간에 가족 간의 유대가 굳건히 연결되어 있음을 느꼈을 것이 틀림없기에.

6. 전투가 끝나고 고요한 휴식이 찾아오기까지

　장애수용론이라는 학문 영역이 있다. 시한부 인생을 선고받았을 때, 인간이 어떠한 심리 상태를 겪는지를 연구하는 학문이다. 정신과 의사인 **엘리자베스 퀴블러 로스**가 쓴 『On death and dying』은 죽음에 이르는 과정에서 인간이 어떻게 죽음을 받아들이는지를 서술한 책이다. 따라서 '호스피스' 현장에서 많이 읽히고 있다. 퀴블러 로스에 의하면, 죽음을 선고받은 사람은 부정과 격리→분노→타협→우울→수용이라는 5단계를 거친다고 한다. 죽음을 통고받은 사람은 "아니야. 그럴리 없어"라고 부정하거나, 마음 깊숙한 곳에서 격리시키고 애써 무시한다. 2단계는 "왜 내가?", "왜 다른 사람이 아니고 나야?", "신은 없어"라고 화를 내고, 원망하며 자신의 운명을 저주한다. 3단계는 타협을 하는 시기다 "열심히 기도하면 병이 나을지도 몰라", "착한 일을 많이 하면 다시 건강해질거야", "다시 한번 무대에서 노래하고 싶어", "아이들의 결혼식은 참석하고 싶습니다"라고 기도하기도 한다. 4단계는 우울의 시기다. 죽음이 가까이 와 있다는 것을 깨닫게 되면 심한 우울 상태에 빠지며, 대부분의 사람들은 이 단계에서 죽음을 맞이하게 된다. 마지막 5단계인 수용의 시기에는 전투가 끝나고, 긴 여정을 마치기 전 고요하고 휴식 같은 시간이 찾아온다고 한다.

　죽음을 받아들이려면, 몇 가지 단계를 거쳐야만 한다. 이것을 치매를 앓는 사람들에게 적용해 보면, 치매의 주변 증상은 그들이 장애를 수용하는 과정에서 발생되는 혼란의 표현이라 할 수 있다. 따라서 이러한 주변 증상을 그저 억누르거나 없애면 된다고 생각해서는 안 된다. 수용할 때까지 함께 동반하는 자세가 필요하다. 그들과 함께 상황에 맞는 삶의 방식을 찾아내어 주변 증상이 사라지도록 도와주어야 한다. 만약 주변 증상의 의미를 생각하지 않고, 즉시 수용하려는 마음에 과도한 약물 요법 등으로 증상을 없애려고만 한다면, 성공하기도 힘들 뿐만 아니라, 큰 문제가 발생할 수 있다.

7. 기운 잃지 않는 법

- 치매에 대해 최대한 정확한 정보를 수집하라: 아는 것이 힘이다. 치매는 너무나 복잡한 병이어서 그 누구도 모든 질문에 답을 내놓지 못하기 때문에 질병과 그 결과를 알면 지구력도 커진다. 적지 않은 가족들이 '**진작에 알았더라면 덜 힘들었을 텐데**' 가정이나 다른 전문가에게 열심히 묻고, 전문 서적을 읽어 보자. 요즘은 인터넷에서 정말로 많은 정보를 구할 수 있다.
- 자신의 실수와 부족함을 용서하라: 당신도 인간이라는 사실을 인정하라. 남하고 똑같이 실수하는 인간이다.
- 남이 이해해 줄 것이라 기대하지 마라.
- 고립되지 않도록 조심하자: 전문가, 주간보호센터, 재택 간병서비스, 행정복지센터 등과의 긴밀한 협력, 교류 시스템을 구축하자.
- 가능하면 오늘을 살자: 물잔을 들어서 한 모금 마시고 다시 내려 놓을 때는 무게를 거의 못 느낀다. 하지만 한 시간 동안 손에 들고 있으면 손이 부들부들 떨리기 시작한다. 무게는 시간이 쌓일수록 늘어나는 것이다.

근심도 똑같다. 잠깐 생각하면 아무 일도 없으나 하루 종일 끌고 다니면 몇 배로 불어나서 점점 더 무거워질 것이고, 견디기 힘든 짐이 될 것이다. "그러니까 잊지마세요. 물잔을 집어 들었을 때는 얼른 다시 내려 놓아야 해요."

- 바꿀 수 있는 문제에 집중하라.
- 돌봄의 즐거운 측면으로 눈길을 돌려 보자: 인생에는 성장과 행복, 번영만 있는 것은 아니다. 실패와 고통도 느껴야 진짜 인생을 살았다고 할 수 있다. 신앙 덕분에 이런 말을 할 수 있는지도 모르겠지만, 예수는 이런 점에서 우리를 앞서 간 분이시다.
- 매일 잠시라도 시간을 내어서 즐거운 일을 하라: 비행기 이륙 전에 기내 안전 방송을 한다. 기내에 산소가 부족하거나 기압이 떨어지면 산소마스크가 자동으로 내려오는데 그때 어린이를 동반한 부모는 자신이 먼저 마스크를 쓰고, 그 다음에 아이에게 마스크를 씌워야 한다고 알려준다. 아이한테 먼저 마스크를 씌우려다가 혹시 어른이 먼저 호흡곤란에 빠지면 자신은 물론이고 아이도 위험해질 수 있기 때문이다. 간병 가족 역시 먼저 자신을 돌봐야 한다.
- 완벽을 추구하지 마라: 똑같이 간병을 해도 남성이 여성보다 스트레스를 덜 받는다고 한다. 그 이유 중 하나는 간병을 바라보는 눈높이가 여성보다 낮기 때문이다. 남성은 매사 완벽할 필요가 없다고 생각한다.
- 가족 회의를 소집하라: 중요한 목적 중 하나는 치매와 그 결과에 대한 정보 전달이며, 환자의 상태는 계속 악화할 것이므로, 그때그때 생기는 문제를 의논할 필요가 있기에.
- 정기적으로 자신을 칭찬하라.
- 스트레스가 주는 신호를 주의 깊게 살피자: 연구 결과를 보면, 셋 중 한

명은 스스로 심리 치료가 필요하다고 느낀다. 당신이 힘들면 환자도 힘들다.

- 죽는 날까지 지켜 주겠다는 약속은 하지 마라.
- 각자의 방식을 존중하라: 중요한 문제에 대한 시각 차이는 갈등과 긴장을 불러온다. 치매는 상실의 순간이 한 번으로 그치지 않는다. 가장 가슴 아픈 순간은 환자가 가족마저 알아보지 못할 때와 요양병원에 입원하는 때일 것이다.
- 간병이 행복을 줄 수 있다는 사실을 잊지 마라: 미국의 설문조사 결과 응답자의 85%가 간병을 하면서 유익한 사람이 된 것 같은 기분을 느낀다고 대답했다. 네덜란드에서 1,000명의 여성을 대상으로 실시한 설문 조사에서, 응답자의 42%가 간병이 몸과 마음의 건강에 긍정적인 작용을 한다고 대답했다. 간병하면서 건강이 악화되었다는 응답자는 25%에 불과했고, 나머지 33%는 별 차이가 없었다고 대답했다.

참고 문헌

가케이 유스케, 김동희 역, 2022, 『비로소 이해되는 치매의 세계』, 에디터.
김영훈, 2020, 『우리 곁의 치매』, 군자출판사.
나가오 가즈히로·곤도 마코토, 안상현 역, 2017, 『치매와 싸우지 마세요』, 윤출판.
나가오 가즈히로·마루오 타에코, 위경·한창완 역, 2016, 『할매할배, 요양원 잘못가면 치매가 더 심해져요』, 북스타.
딘 세르자이·아예사 세르자이, 유진규 역, 2022, 『죽을 때까지 치매 없이 사는 법』, 부키.
시라사와 다쿠지, 2014, 『치매가 내 인생을 망친다』, 나라원.
오자와 이사오, 이근아 역, 2021, 『치매를 산다는 것』, 이아소.
와다 히데키, 조기호 역, 2021, 『치매, 제대로 알아야 두려움에서 벗어날 수 있다』, 리스컴.
요시다 가츠아키, 오상현·김선심·최경숙 역, 2018, 『치매혁명』, 북스타.
우라카미 가쓰야, 이해영 역, 2018, 『치매, 알면 이긴다』, 기파랑.
웬디 미첼·아나 와튼, 조진경 역, 2022, 『치매의 거의 모든 기록』, 문예춘추사.
윤승천, 2019, 『치매와의 공존』, 건강신문사.
이은아, 2017, 『치매를 부탁해』, 이덴슬리벨.
이찬구·송수진, 2017, 『요양병원에서 보내는 편지』, 하움.
크리스틴 브라이든, 김동선 역, 2005, 『치매와 떠나는 여행』, 인터.
티아 파월, 제효영 역, 2023, 『치매에 관한 새로운 생각』, 로크미디어.
하세가와 가즈오·이노쿠마 리쓰코, 김윤경 역, 2022, 『나는 치매의사입니다』, 라이팅 하우스.
휘튼 바이선, 장혜경 역, 2022, 『치매의 모든 것』, 푸른숲.

찾아보기

ㄱ

간병 49
간병인 49
간이 정신상태 검사 94
간이 진단테스트 85
갈란타민 98
걷기 45
경도 인지 장애 95
경련 190
그 사람을 아는 것 18
근육긴장 이상 28
기억 109
기적의 약 17
꿈 37

ㄴ

냄새 63
노르아드레날린 74

ㄷ

도네페질염산염 98
두뇌체조 62
두정엽 72, 107, 150

ㄹ

라포(Rapport: 마음의 유대) 18
레시틴 75
레카네밥 139
루이소체형 치매 91, 152
리바스티그민 98

ㅁ

메만틴염산염 98

ㅂ

바비뉴주맙 135
바이오젠 139
배변 장애 189
베이비붐 세대 133
보행 장애 189
불안 39
비타민 65, 75

ㅅ

삼킴 장애 189
생로치매사 19
생활 습관 197
생활 습관병 17
선플라워 랜야드 43
세로토닌 74
소마토스타틴 74
솔라네주맙 135
시각 34
식사 37
신경전달물질 74
신앙 100

ㅇ

아두카누맙 136
아리셉트 98
아밀로이드 199
아밀로이드 베타 90

아세틸콜린 74
아웃 46
알츠하이머 치매 151
알츠하이머형 치매 90
에이즈 129
에자이 139
예쁜 치매 26
웬디 미첼 33
윌리엄 어터몰렌 148
음식 38
음식의 선택 38
인지기능 102
인터뷰 108
일기장 61
입스 현상 28

ㅈ
자가면역질환 130
전두엽 72, 106
전두측두형 치매 92, 154
죄책감 39

ㅊ
청각 35
청각과민증 35
촉감 36
추억의 방 44
측두엽 72, 106, 150
치매 증상 108
치매 친화적인 환경 45
치매약 184

ㅋ
커밍아웃 17
콜린성 가설 131
크리스틴 브라이든 51

ㅌ
타우 99
타크린 56
톰 킷우드 144

ㅍ
파킨슨병 91
팬텀증후군 26

ㅎ
하세가와 가즈오 85
행복 40
향정신병약 186
현재형 기억력이 나빠진다 29
혈관성 치매 91, 152
호그벡 치매마을 46
환각 64
환청 64
후각 36
후각 환각 36
후두엽 72, 107, 150